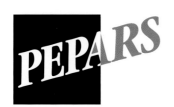

編集企画にあたって…

はじめに，多忙のなか今回の企画に際して執筆を御快諾いただきました先生皆様に深くお礼申し上げます．

以前から私の診療は，皮膚癌の外科治療が多く，鼠径のリンパ節郭清術後に下肢のリンパ浮腫をきたし，蜂窩織炎を繰り返して入院される患者を経験すると，癌の治療とはいえ，もう少し患者にやさしい手術で癌は治らないものかと思っておりました．2003年から2004年にかけて，米国の癌センターに留学した頃は，欧米でセンチネルリンパ節生検が急速に普及し，所属リンパ節郭清を行う機会が減ったのですが，これを可能にしたのは色素やRIを用いたリンパ節を同定する技術でした．帰国後に蛍光リンパ管造影を使用するようになり，これらの技術を導入すれば，センチネルリンパ節生検のみならず従来のリンパ管と静脈にシャントを作成するリンパ浮腫の手術治療が容易にかつ効率よく行えるのではと考えておりましたところ，リンパ浮腫の診療を主任教授の山本有平より引き継ぐ機会に恵まれ現在に至っています．

リンパ浮腫の診療を行うにあたり，まずリンパ浮腫の理学療法を知っておく必要があると自分は考え，患者を紹介していただいていた医療機関に見学に行きました．理学療法を行った患者の四肢が，治療開始後数日で排液され改善していく様子をみた自分は，適切な理学療法の必要性を実感したと同時に，理学療法を実施され，さらなる改善を手術に求めて受診される患者の熱意に，大きなプレッシャーを感じたのを記憶しています．

そして国内の形成外科の諸先生の活躍によりLVAが急速にひろまり，患者が多くの情報を得られる今日では，患者や紹介先の施設からLVAという術式を依頼される機会が増えてまいりました．今回の企画では，主にこれからリンパ浮腫の外科治療をはじめる形成外科医師が，知っておいた方がよいと思われる診療に役立つ項目を中心に企画してみました．本書がリンパ浮腫の診療をはじめる先生の臨床に多いに役立つことを祈念します．

最後に，私がリンパ浮腫治療を行うにあたり，手術や外来診療を見学させていただいた，東京大学形成外科，横浜市立大学形成外科，リズミック産婦人科クリニックの諸先生に深くお礼申し上げます．

2017年10月

古川洋志

KEY WORDS INDEX

和 文

━ あ 行 ━

圧迫圧　18
圧迫療法　57
インドシアニングリーン　26
運動療法　57

━ か 行 ━

外来手術　39
局所麻酔　39
筋ポンプ　57
外科治療　65

━ さ 行 ━

膝上切開法　32
脂肪吸引　65
周術期管理　57
重症度　9
術後中長期開存　49
SPECT-CT リンパシンチグラ
　フィー　9
側端吻合術　49

━ た 行 ━

弾性着衣　18
着圧測定　18
超微小外科　32

━ は 行 ━

平編み　18
複合的理学療法　1
保存療法　1

━ ま 行 ━

マイクロサージャリー　39,49
丸編み　18

━ ら 行 ━

リンパ管細静脈吻合　26,32
リンパ管細静脈吻合術　57
リンパ管静脈吻合　39,49
リンパ管静脈吻合術　9
リンパシンチグラフィー　9
リンパ浮腫　1,9,26,32,39,49,
　57,65
リンパ浮腫の手術　65

欧 文

━ C・E ━

Complex Decongestive Physio-
　therapy　1
compression garments　18
compression therapy　57
conservative approach　1
exercise　57

━ F・I ━

flat knit　18
Földi technique　1
indocyanine green；ICG　26

━ L・M ━

liposuction　65
local anesthesia　39
lymphatic surgery　65

lymphaticovenous anastomosis
　(lymphaticovenular anastomo-
　sis)；LVA　9,26,32,39,49,57
lymphedema　1,9,26,32,39,49,
　57,65
lymphoscintigraphy　9
microsurgery　39,49
mid- and long-term postopera-
　tive patency　49
muscle pump　57

━ O・P ━

outpatient surgery　39
perioperative management　57
pressing pressure　18

━ R・S ━

round knit　18
severity　9
side-to-end anastomosis　49
Single Photon Emission Compu-
　ted Tomography-CT lymphos-
　cintigraphy；SPECT-CT LS
　　　　　　　　　　　　　9
supermicrosurgery　32
surgical treatment　65

━ T・W ━

the Superior-Edge-of-the-Knee
　Incision Method　32
2 phases/stages CDP　1
wearing pressure measurement
　　　　　　　　　　　　　18

WRITERS FILE

ライターズファイル（五十音順）

石浦 良平 （いしうら りょうへい） 2012年 九州大学卒業 鹿児島市立病院，初期研修 2014年 東京大学形成外科・美容外科入局 2015年 同，助教 2016年 がん研有明病院形成外科，後期レジデント 2017年 三重大学病院形成外科，助教	**橋川 和信** （はしかわ かずのぶ） 1997年 神戸大学卒業 　　　 同大学形成外科入局 2000年 東京大学形成外科 2001年 武蔵野赤十字病院形成外科 2003年 神戸大学形成外科 2006年 同大学大学院修了 　　　 同大学形成外科，臨床助手 2007年 同，助教 2012年 同，准教授	**矢吹雄一郎** （やぶき ゆういちろう） 2006年 横浜市立大学卒業 2008年 同大学医学部形成外科入局 　　　 藤沢市民病院救急科／形成外科 2009年 横浜市立大学附属病院，後期研修医 2011年 同，指導診療医 2014年 神奈川県立こども医療センター形成外科，医長 2016年 横浜市立大学附属病院，助教
大西 文夫 （おおにし ふみお） 1998年 慶應義塾大学卒業 　　　 同大学形成外科学教室，研修医 2000年 水戸協同病院外科，医員 2001年 東京都立清瀬小児病院外科，医員 2002年 岡山大学形成外科，医員（光嶋教授に師事） 2003年 慶應義塾大学形成外科，助手 2004年 東京都立清瀬小児病院形成外科，医員 2006年 横浜市立市民病院形成外科，医員 2007年 栃木県立がんセンター形成外科，医師 2009年 同，医長 2012年 埼玉医科大学総合医療センター形成外科・美容外科，講師	**古川 洋志** （ふるかわ ひろし） 1991年 北海道大学卒業 　　　 同大学形成外科入局 2001年 同大学大学院博士課程修了 　　　 市立函館病院形成外科，科長 2003～04年 米国 MD Andersonがんセンター留学 2008年 北海道大学形成外科，講師 2010年 同大学病院，診療准教授 2014年 同大学医学部，准教授 　　　 同大学病院，診療教授	**山田 潔** （やまだ きよし） 1997年 高知医科大学卒業 　　　 川崎医科大学形成外科入局 2000年 国立病院四国がんセンター形成外科 2003年 岡山大学形成外科 2004年 川崎医科大学形成外科 2006年 岡山大学大学院 2009年 同大学病院，助教
関 征央 （せき ゆきお） 2006年 秋田大学卒業 2008年 東京大学形成外科入局 2009年 福島県立医科大学形成外科，後期研修医 2011年 東京大学形成外科・美容外科，医員 2012年 同，助教 2014年 聖マリアンナ医科大学形成外科，助教	**三上 太郎** （みかみ たろう） 1993年 横浜市立大学卒業 1995年 同大学附属病院形成外科入局 2014年 同大学医学部形成外科，講師 2017年 同，准教授	**山本 律** （やまもと りつ） 1981年 北海道大学卒業 　　　 北海道大学産婦人科入局 1988年 北海道大学産婦人科，助手 1989年～91年 米国ペンシルバニア大学留学（ロックフェラー基金奨学生） 2002年 北海道大学大学院婦人科学分野，助教授 2005年 リズミック婦人科クリニック，院長 2006年 医療法人社団 リズミック産婦人科クリニック，理事長

CONTENTS

実践リンパ浮腫の治療戦略

編集／北海道大学准教授　古川洋志

手術を考慮する前に―複合的理学療法― ………………………………………山本　律ほか　**1**

　　2 phases/stages からなる CDP は極めて有効なリンパ浮腫治療法であるが，本邦
　　にこの治療を受けられる医療施設がほとんど存在しないのが現状である．

リンパシンチグラフィーに基づいたリンパ浮腫の重症度分類と

リンパ管静脈吻合への活用 ………………………………………………矢吹雄一郎ほか　**9**

　　リンパシンチグラフィーはリンパ機能の評価が可能であるため，慢性リンパ浮腫
　　においては重症度評価として有用である．また，皮下集合リンパ管の同定にも活
　　用でき，本稿では筆者らの方法を述べる．

弾性着衣とその周辺 ………………………………………………………三上太郎ほか　**18**

　　弾性着衣は形態が様々で，生地も 2 種に大別される．リンパ浮腫の治療戦略にお
　　いて，弾性着衣による治療を外科的治療にも役立てるために必要と思われる事項
　　を概説した．

ICG 蛍光リンパ管造影を用いた LVA の実際 ……………………………石浦良平ほか　**26**

　　リンパ浮腫に対する治療戦略を立てる際，ICG 蛍光リンパ管造影検査から得られ
　　る所見をもとに重症度を評価することが重要である．

LVA を行う部位の選択について ………………………………………………関　征央ほか　**32**

　　LVA の治療効果に直結する LVA の部位選択について，これまでの治療経験から
　　現時点で我々が最良と考える部位選択法について記載した．

◆編集顧問／栗原邦弘　中島龍夫
　　　　　　百束比古　光嶋　勲
◆編集主幹／上田晃一　大慈弥裕之

【ぺパーズ】
PEPARS No.130/2017.10◆目次

外来・局所麻酔下のLVA ………………………………………橋川和信　**39**

　　LVAは外来・局麻でも施行可能である．その鍵となるのは，手術操作の質を落と
　　さずに様々な角度から手順全体の効率化を図ることである．

リンパ管静脈吻合術と術後吻合部開存 ……………………矢吹雄一郎ほか　**49**

　　我々が行っているリンパ管静脈側端吻合術の術後吻合部開存とそれに関わる因
　　子に関して検討した．また，術後2年以上の中長期開存を評価した症例に関して
　　後方視的に検討した．

リンパ管細静脈吻合術治療成績向上の取組み

―系統的手術戦略と周術期集中排液― ………………………大西文夫ほか　**57**

　　リンパ管細静脈吻合術(LVA)はリンパ浮腫に対して有効な外科的治療であるが，
　　限界も理解しておく必要があり，効果を最大化するためには洗練された手術戦略
　　と周術期集中排液管理が重要である．

下肢リンパ浮腫進行例に対する脂肪吸引術 …………………山田　潔ほか　**65**

　　国内ではまだあまり行われていないリンパ浮腫進行例に対する脂肪吸引術につ
　　いて，適応症例の選択や手技の実際，周術期のケアなど詳しく説明しています．

ライターズファイル ……………………………… 前付 **3**
Key words index …………………………………… 前付 **2**
PEPARS　バックナンバー一覧 …………… **80〜81**
PEPARS　次号予告 ……………………………… **82**

「PEPARS®」とは Perspective Essential Plastic
Aesthetic Reconstructive Surgery の頭文字よ
り構成される造語．

前付 *5*

2017年 日本美容皮膚科学会書籍展示売上　ダントツNo1！！

Non-Surgical
美容医療 超 実践講座

新刊書籍

編著
宮田　成章
（みやた形成外科・
皮ふクリニック　院長）

Non-Surgical美容医療の基本の"キ"から、美容外科・美容皮膚科の領域で第一線を走る豪華執筆陣が行っている施術のコツまでを図総数281点、総頁数400頁にギッシリとつめこんだ，"超"実践講座！！

- 2017年7月刊　B5判　オールカラー
- 定価（本体価格 14,000円＋税）

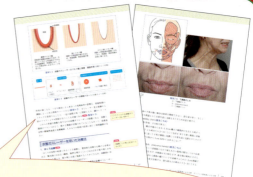

関連ページをすぐに読める「LINK」や疾患から読むべき項目が一目でわかる目次、著者が診療で使用している機器の設定などをご紹介する「私のプロトコール」など、明日からの美容医療診療に役立つ項目が満載！

contents

Ⅰ　準備編
　Non-Surgical 美容医療を始めるにあたって

Ⅱ　総　論
　各種治療法総論
　疾患ごとの考え方

Ⅲ　各　論
　A　レーザーによる治療
　　炭酸ガスレーザー
　　Er：YAGレーザー
　　Qスイッチアレキサンドライトレーザー・
　　　ルビーレーザー
　　Qスイッチ Nd：YAG レーザー
　　光治療
　　ロングパルスアレキサンドライトレーザー /
　　　ロングパルス Nd：YAG レーザー
　　付記：カーボンピーリング
　　ロングパルス Nd：YAG レーザー
　　ダイオードレーザー
　　フラクショナルレーザーの基本原理とノンアブ
　　　レイティブフラクショナルレーザー
　　フラクショナル Er：YAG レーザー
　　フラクショナル炭酸ガスレーザー
　　ピコ秒レーザー

　B　高周波による治療
　　単極型高周波と高密度焦点式超音波治療
　　Radiative 式高周波
　C　ボツリヌス菌毒素による治療
　　ボツリヌス菌毒素による治療
　　ボツリヌス菌毒素の注射手技：Microbotox
　D　注入剤による治療
　　ヒアルロン酸・レディエッセの注入手技①
　　ヒアルロン酸の注入手技②
　　PRP（多血小板血漿）療法
　E　糸による治療
　　スレッドリフト
　F　スキンケアによる治療
　　薬剤の経皮導入：水光注射
　　薬剤の経皮導入：エレクトロポレーション
　　ケミカルピーリング、トレチノイン
　　　およびハイドロキノン
　　マイクロダーマブレーション：
　　　ダイヤモンドピーリング
　G　手術による治療
　　顔面の解剖と手術の概念

Ⅳ　経　営
　経営についての一般論・国内美容医療の状況

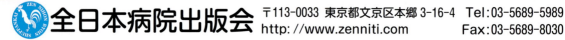

全日本病院出版会　〒113-0033　東京都文京区本郷 3-16-4　Tel：03-5689-5989
http://www.zenniti.com　Fax：03-5689-8030

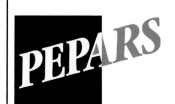

◆特集/実践リンパ浮腫の治療戦略

手術を考慮する前に
―複合的理学療法―

山本 律[*1] 山本 てるみ[*2]

Key Words: リンパ浮腫(lymphedema), 保存療法(conservative approach), 複合的理学療法(Complex Decongestive Physiotherapy), Földi technique, 2 phases/stages CDP

Abstract 現在リンパ浮腫の国際的な標準治療とされているのは Földi technique として報告された 2 phases/stages からなる Complex Decongestive Physiotherapy(CDP)である. 当クリニックでは同治療法により上肢リンパ浮腫患者 427 人に対し,治療日数 4 日で浮腫減少率は 62.8%(33.5〜131.1%),また下肢リンパ浮腫患者 490 人では治療日数 5 日で浮腫減少率は 73.5% と良好な結果を得ている. しかし現在本邦には,この Földiklinik での CDP を行っている医療施設はほとんど存在していない. 顕微鏡下手術により,将来ほとんどのリンパ浮腫患者がリンパ浮腫を完治させられる日がやってくるまでは,まずは採算を度外視し真の 2 phases/stages CDP の普及が望まれる.

はじめに

国際リンパ学会は「リンパ浮腫の診断と治療に関する合意文書」[1]において,リンパ管静脈吻合術など顕微鏡下手術手技は将来有望な治療法であるとしている. しかし,現在リンパ浮腫の国際的な標準治療とされている複合的理学療法(Complex Decongestive Physiotherapy(**CDP**) by Földi, もしくは Complex Physical Therapy(**CPT**) by Casley-Smiths)の先駆者である Michael Földi は,全世界には 2 億 5 千万人のリンパ浮腫患者が存在するのに対し,これら顕微鏡下手術の年間施行件数があまりにも少ないことに国際リンパ学会は言及すべきであると評している[2]. 従来欧米では,まず非手術療法を行いそれが無効であれば手術療法を検討するのが一般的とされてきたが,10 万人以上のリンパ浮腫患者を非手術療法である CDP により治療した経験を持つ Földi は,今まで彼らの CDP が無効であったリンパ浮腫患者は存在しないと主張している.

1998 年 American Cancer Society Lymphedema Workshop における報告は Cancer の別冊としてまとめられており,リンパ浮腫治療に携わる医療従事者にとっては極めて有益な情報を提供している. それらの報告では多くの施設で Földiklinik の CDP[3]をリンパ浮腫の標準治療と捉えてはいるが,忙しい女性を 4 週間もの期間入院させること,そしてアメリカ国内での保険システムがこのような長期間にわたる治療をサポートしないことを問題とし,患者負担を軽減すべく治療期間をいかに短縮するかの研究が必要としている[4].

当クリニックは 2005 年 9 月 Földiklinik での CDP[3]を,患者負担の軽減を目的に外来治療として再現すべく設立された. それにより外来 CDP の日本人リンパ浮腫患者に対する治療成績が初めて報告され[5],また CDP では治療開始後 5 日間の

[*1] Ritsu YAMAMOTO, 〒001-0022 札幌市北区北 22 条西 5 丁目 ボアソルテ N22 2 階 医療法人社団リズミック産婦人科クリニック, 理事長
[*2] Terumi YAMAMOTO, 同

表 1. 患者背景(2005.9.1.〜2017.7.31.)

浮腫患者総数	1,343	リンパ浮腫の局在	
リンパ浮腫	1,332	右下肢	234
原発性リンパ浮腫	36	左下肢	245
続発性リンパ浮腫	1,296	両下肢	353
子宮頚癌	297	鼠径〜外陰部	23
子宮体癌	323	右上肢	245
卵巣癌	164	左上肢	232
外陰癌	4		
乳癌	479		
大腸癌	9	中央値	範囲
悪性リンパ腫	6	年齢　60 歳	(15〜92)
膀胱癌	4	BMI　23.2	(14.3〜41.8)
その他の悪性腫瘍	10		
その他の浮腫	11		

表 2. 2 phases/stages からなる CDP

> **Treatment phase(Phase 1):治療は原則毎日必要**
> 　スキン・ネイルケア
> 　用手的リンパドレナージ(MLD)
> 　MLD 直後に複数種類の包帯による圧迫(原則 24 時間)
> 　圧迫下の治療的な筋肉・関節運動
>
> **Maintenance phase(Phase 2):Phase 1 終了後の状態を維持する時期**
> 　スキン・ネイルケア
> 　用手的リンパドレナージ(MLD)
> 　日中:容積が減ることにより伸びてしまった皮膚の不十分となった皮膚
> 　圧を補い,浮腫の減少した四肢を維持するため,弾性スリーブあるいは
> 　ストッキングによる圧迫下で日常生活
> 　夜間:原則複数種の包帯による圧迫
> 　治療的運動療法

治療が最も大切であることも明らかとされた[6].

　本稿では当クリニックでの外来 CDP の詳細と,過去約 12 年間にわたる治療成績について報告するとともに,現在リンパ浮腫治療に携わる形成外科医やリンパ浮腫患者が,治療効果の比較対照とする多くの複合的理学療法施設の問題点について述べる.

Complex Decongestive Physiotherapy(CDP)

　2005 年 9 月 1 日から 2017 年 7 月 31 日までの間に当クリニックを四肢の浮腫を主訴に受診した患者は 1,343 人であった.諸検査により他因子による浮腫を除外した 1,332 人をリンパ浮腫と診断し,軽度のリンパ浮腫を除く上肢 427 人,下肢 490 人の計 917 人(表 1)に対し CDP を行った.当クリニックでは現在国際的にリンパ浮腫の標準治療とされている Földi technique として報告された 2 phases/stages からなる CDP[3] を行っている(表 2).

Treatment phase(Phase 1)

　当クリニックでは,CDP Phase 1 における治療は 1 日 1 回 60〜90 分を原則としており,連日の通院によるスキンネイルケア・用手的リンパドレナージ(図 1)・多層圧迫包帯(図 2)・圧迫下運動療法を行う.重要な点は Földiklinik[3] と同様,この時期に患者が用手的リンパドレナージや多層圧迫包帯を患者自身の手で行い治療することはないことである.Phase 1 は医療施設で十分なトレーニングを積んだセラピストの施術により患肢の縮

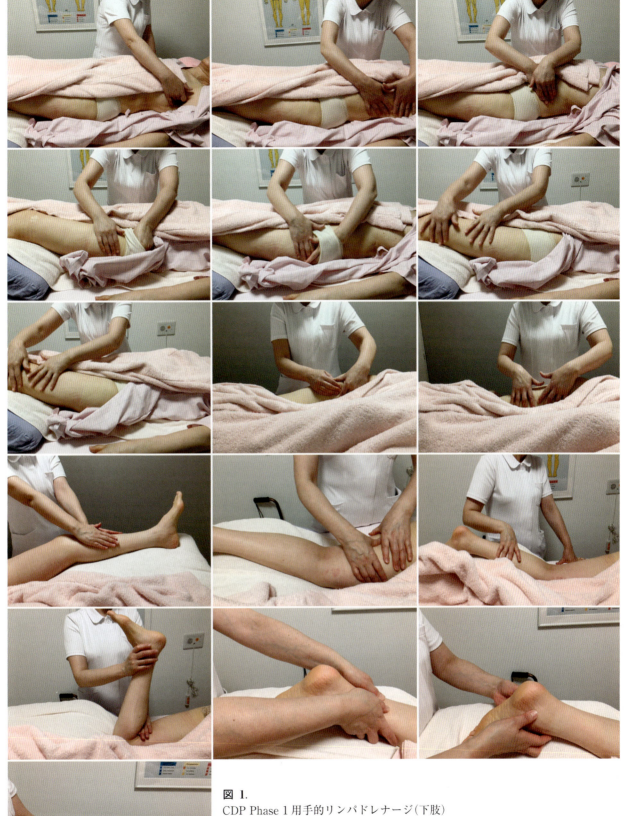
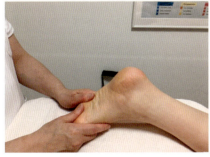

図 1.
CDP Phase 1 用手的リンパドレナージ（下肢）
左下肢リンパ浮腫のドレナージは，リンパを左腋窩リンパ節へ誘導し体循環へ還流させることを目的としている．左腋窩リンパ節を刺激した後，最も重要とされる体幹部左側から左膝左側までの部位において，手掌を皮膚面に密着させゆっくり柔らかく加圧しリンパを誘導する．その後仰臥位および腹臥位による，大腿・膝・下腿・足背・足指のドレナージを順次行う．

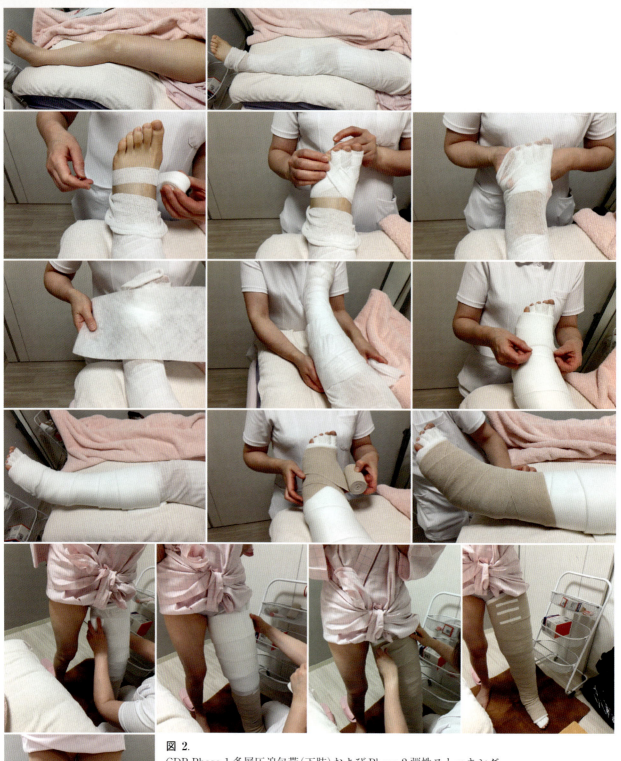

図 2.
CDP Phase 1 多層圧迫包帯（下肢）および Phase 2 弾性ストッキング
本患者の Phase 1 における多層圧迫包帯は，内側より Mollelast®（Lohmann & Rauscher International GmbH & Co. KG, Czech Republic），Tricofix®（BSN medical Ltd, Germany），Artiflex®（BSN medical Ltd, Germany），ウレタンシート H30®（メディックス，Japan），bmp-Idealbinde®（BSN medical Ltd, Germany），Comprilan®（BSN medical GmbH, Germany）を使用し，Phase 2 における弾性ストッキングは mediven plus®（CCL3，SS）（medi GmbH & Co. KG, Germany）を用いている．

◀ Phase 2　1 か月目

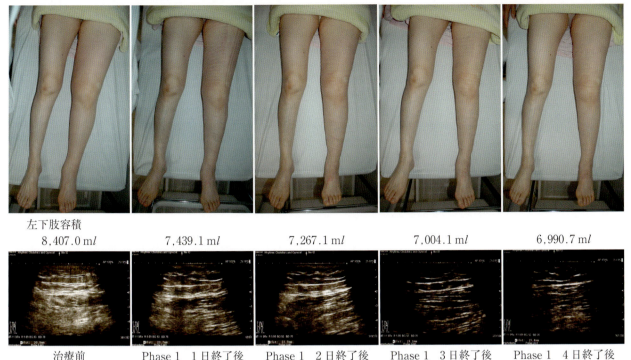

図 3. CDP Phase 1 における患肢の肉眼的および超音波エコー像の変化
治療により 1,416.3 ml の患肢容積減少と，同一部位の超音波エコー検査（8 MHz）における皮下組織厚の減少（20.9 mm→15.8 mm）が認められる．治療日毎に fibrosis pattern と称される高輝度エコー像が消失し，正常な皮下組織エコー像へと変化している．

小・線維化の改善に専念する期間であり，Phase 1 から Phase 2 への移行は治療日毎の患肢容積と超音波エコー（8 MHz）所見[7]の変化を評価し，患肢容積の減少と皮下組織の線維化の改善が停止したと判断された時点で移行を決定する（図 3）．

Maintenance phase（Phase 2）

Phase 1 終了後に，はじめて患者自身が自宅において縮小した患肢をスキンネイルケア・用手的リンパドレナージ・弾性着衣着用（夜間は多層圧迫包帯）により維持していく Phase 2 が開始されることとなる．この際 Phase 2 で使用される弾性ストッキングは，これまでの欧米の研究[3)8]で明らかとされているように class 3（34～46 mmHg）以上の圧が必要であることは言うまでもないが，上肢リンパ浮腫に用いる弾性スリーブに関しては，原則 class 2（23～32 mmHg）の着用から開始している．

Treatment phase（Phase 1）治療成績

上肢リンパ浮腫患者 427 人に対し，当クリニックでの CDP Phase 1 では治療日数中央値 4 日（range：2～10 日）で治療前患側容積 2,139 ml（1,275～9,328 ml）から治療後患側容積 1,802 ml（1,030～8,147 ml）に減少し（P＜0.0001），（治療前患側容積－治療後患側容積）/（治療前患側容積－健側容積）×100 で得られる浮腫減少率は 62.8%（33.5～131.1%）であった．また下肢リンパ浮腫患者 490 人では，治療日数 5 日（2～17 日）で治療前患側容積 7,878 ml（5,403～14,010 ml）から治療後患側容積 6,265 ml（4,684～10,006 ml）に減少し（P＜0.0001），浮腫減少率は 73.5%（52.7～120.2%）であった（表 3）．四肢容積は Casley-Smith[9] の報告した推定四肢容積計算式により算出し，統計学的有意差検定には Mann Whitney U- test を用いている．

表 3. 当クリニックでの CDP Phase 1 における成績(2005.9.1.～2017.7.31.)

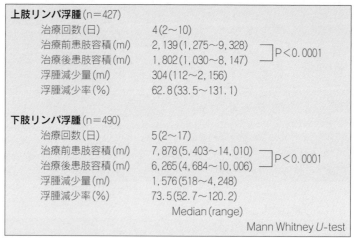

表 4. CDP Phase 1 における治療成績の報告

報告者	患肢	治療期(日)	浮腫減少率(%)	引用文献
Casley-Smith JR, Casley-Smith JR	上肢	28	60	Australas J Dermatol 33 : 61-68, 1992
Morgan RG, et al.	上肢	28	60.2	J hand Surg [Br] 17 : 437-441, 1992.
Ko D, et al.	上肢 下肢	15.1 16.3	59.1 67.7	Arch Surg 133 : 452-458, 1998.
Badger C, et al.	上・下肢	18	68.9*	Cancer 88 : 2832-2837, 2000.
Hinrichs C, et al.	下肢	28	73**	J Surg Oncol 85 : 187-192, 2004.
Didem K, et al.	上肢	12	55.7	Breast Cancer Res Treat 93 : 49-54, 2005.
Yamamoto R, Yamamoto T	上肢 下肢	6 10	58.9 73.4	Int J Clin Oncol 12 : 463-468, 2007.

*33.5/48.6(%)
**compliant cases
(文献 6 より引用)

本邦における複合的理学療法の問題点

CDP Phase 1 治療において重要な点は，患肢の容積が Phase 1 治療前後で有意差をもって減少することはもちろんであるが，Phase 1 におけるリンパ浮腫減少率が従来報告されている値(表 4)と比較し低下することなく，いかに Phase 1 に必要とした期間を短縮できるかである．我々は以前当クリニックでの CDP Phase 1 におけるリンパ浮腫容積減少パターンを解析し，その結果上肢リンパ浮腫は治療開始後 4 日以内(図 4)，下肢リンパ浮腫は治療開始後 5 日以内(図 5)の多層圧迫包帯治療で治療終了可能であり，その回数でも従来報告されている治療成績(表 4)に比較しリンパ浮腫減少率の低下は認めないことを報告した[5]．しかし現在本邦でフェルディ式あるいは複合的理学

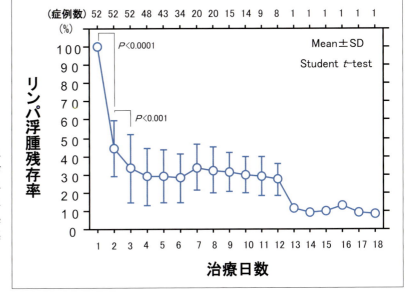

図 4.
CDP Phase 1 治療経過(上肢)
上肢のリンパ浮腫患者ではリンパ浮腫残存率は治療開始直後 2 日目および 3 日目で有意に減少し，その後の残存率にはこの症例数では有意差を認めなかった．しかし容積の有意な減少を認めずとも，線維化の改善を認める限りにおいては治療を継続している．
(文献 6 より引用)

図 5.
CDP Phase 1 治療経過(下肢)
下肢のリンパ浮腫患者でも，リンパ浮腫残存率は治療開始直後 2 日目および 3 日目で有意に減少しており著明な浮腫の改善はほとんどこの時期に得られている．基線の変動は，患者の Phase 2 への移行に伴う対象症例の減少に起因する．
(文献 6 より引用)

療法と称してリンパ浮腫患者を集めている施設のほとんどは，Földiklinik[3] での 2 phases/stages CDP と比較し，用手的リンパドレナージを行うことや弾性装具を用いることを除けば全く異なるコンセプトの治療法を行っていることに留意すべきである．それらの最大の相違は，前者は患者を永続的に通院させ数か月毎に 1 回の用手的リンパドレナージや多層圧迫包帯治療を医療施設で繰り返し行い，治療に 2 phases/stages の概念がないことである．後者は最初にある一定期間の連続する用手的リンパドレナージと多層圧迫包帯治療を医療施設で行うことにより，患肢容積の減少と皮下組織の線維化の改善を可及的に行い，その後その状態の患肢維持を患者自身に行わせる 2 相の治療となる．前者の最大の欠点は，患肢のリンパ浮腫量の減少および皮下組織における線維化の可及的改善前に，本来縮小した患肢の状態を保つ目的で使用される弾性着衣の着用を開始してしまうため，患肢の線維化が改善するどころかさらに悪化することとなる．これらの施設での治療プロトコールやその効果についての報告は PubMed で検索する限り存在しないが，この状態は運動機能

の低下や蜂窩織炎の易発症など患者にとって大きな障害となり，後日再治療することも極めて難しいものとなるため Földiklinik では Phase 1 で線維化の改善を徹底的に行うことの重要性を主張している[3].

まとめ

当クリニックでの CDP が外科的治療と根本的に異なる点は，Földiklinik 同様治療効果が得られない患者が存在しないことである．当クリニックには過去にエビデンスのない理学療法を長期間施行され，著明な線維化を伴う状態で受診するリンパ浮腫患者が多く存在するが，それらの最悪の条件の患者ですら上肢での最低値は 33.5%，下肢での最低値は 52.7%の浮腫減少率を得ている．治療に対する患者負担の点では，当クリニックは癌治療施設ではないため Phase 1 における費用は保険適応外となり，総計 43,200 円＋包帯類費用（中央値）が必要となる．また治療には入院は不要で，必要とする通院期間は 6 日間以内であり，これらのことは医療経済学的にも現在の外科的治療に比較し優れていると考えられる．

現在我々の知り得る範囲ではフェルディ式あるいは複合的理学療法施行施設と謳ってはいても，真の Földiklinik での CDP[3]を行っている医療施設は本邦にはほとんど存在していない．したがって多くのリンパ浮腫治療に携わる形成外科医が，自施設の手術療法によるリンパ浮腫治療効果の比較対照としている医療施設は，残念ながら国際標準治療である Földiklinik の 2 phases/stages CDPを施行している医療施設ではないと考えられる．

将来顕微鏡下手術の進歩により術後リンパドレナージや弾性着衣を身につけることなく，手術療法のみで完治させられる日がやってくることを患者のみならずわれわれ医師も切望しているが，まずは採算を度外視し真の 2 phases/stages CDP[3]の普及を推し進めていくことが必要であろう．

参考文献

1) International Society of Lymphology：The diagnosis and treatment of peripheral lymphedema：2013 Consensus Document of the International Society of Lymphology. Lymphology. 46：1-11, 2013.
2) Földi, M.：Remarks concerning the consensus document（CD）of the International Society of Lymphology "The diagnosis and treatment of peripheral lymphedema". http://www.u.arizona.edu/~witte/ISL.htm
3) Földi, M., Földi, E.：Földi's textbook of lymphology. 2nd ed. Elsevier GmbH, Munich, 2006.
4) Rinehart-Ayres, M. E.：American Cancer Society Lymphedema Workshop：Conservative approaches to lymphedema treatment. Cancer. 83（Suppl）：2882-2885, 1998.
5) Yamamoto, R., Yamamoto, T.：Effectiveness of the treatment-phase of two-phase complex decongestive physiotherapy for the treatment of extremity lymphedema. Int J Clin Oncol. 12：463-468, 2007.
6) Yamamoto, T., et al.：Study of edema reduction patterns during the treatment phase of complex decongestive physiotherapy for extremity lymphedema. Lymphology. 41：80-86, 2008.
7) Balzarini, A., et al.：Ultrasonography of arm edema after axillary dissection for breast cancer：a preliminary study. Lymphology. 34：152-155, 2001.
8) Ko, D. S., et al.：Effective treatment of lymphedema of the extremities. Arch Surg. 133：452-458, 1998.
9) Casley-Smith, J. R.：Measuring and representing peripheral oedema and its alterations. Lymphology. 27：56-70, 1994.

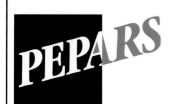

◆特集／実践リンパ浮腫の治療戦略

リンパシンチグラフィーに基づいたリンパ浮腫の重症度分類とリンパ管静脈吻合への活用

矢吹雄一郎[*1]　前川二郎[*2]

Key Words：リンパ浮腫(lymphedema)，重症度(severity)，リンパシンチグラフィー(lymphoscintigraphy)，SPECT-CT リンパシンチグラフィー(Single Photon Emission Computed Tomography-CT lymphoscintigraphy；SPECT-CT LS)，リンパ管静脈吻合術(lymphaticovenous anastomosis；LVA)

Abstract　近年，リンパ機能を直接評価することが可能なモダリティが複数開発され，実際に広く使用されている．しかし，それぞれ利点欠点を有するため各々の特性を理解し相補的に用いなければならない．我々は以前よりリンパシンチグラフィーをリンパ機能評価，つまり慢性リンパ浮腫における重症度評価を目的として使用している．また，外科治療としてリンパ管静脈吻合術を行う際，皮下集合リンパ管を同定する目的としても用いている．近年はリンパシンチグラフィーを断層画像化し，X 線 CT 画像と重ねることでより多くの情報を得ることが可能となっており，皮下集合リンパ管の同定率も向上している．その一方で，世界的にも撮影方法が標準化されておらず，X 線 CT 画像を撮影するのであれば放射線被曝量の問題がある．今後，撮影方法などの最適化を行う一方で，より詳細な解析への応用が期待される．

はじめに

慢性リンパ浮腫の診断・評価方法は長らく定まったものはなく，明確な診断基準がなかった．しかし，近年リンパ機能を直接評価することが可能なモダリティが複数開発され，慢性リンパ浮腫の評価に使用されている．それらを用いることで，病態を多角的に評価できるが，それぞれ利点欠点を有するため各々の特性を理解し相補的に用いなければならない．本稿では我々が以前より行っているリンパシンチグラフィーの特性と問題点，最新の知見を述べる．

リンパシンチグラフィーによる重症度分類

1．概論

リンパシンチグラフィー[1]は悪性腫瘍におけるセンチネルリンパ節の評価目的に用いられる方法だが，リンパ機能評価検査としても有用である[2]．^{99m}Tc で標識したトレーサーを局注しガンマカメラを用いて撮像する．下肢リンパ浮腫では ^{99m}Tc 標識ヒトアルブミンを左右足趾趾間 2 か所に各 40 MBq，合計 160 MBq 注射し，30 分後と 120 分後に撮影している．リンパ節やリンパ管の描出の程度と，リンパ流の側副路形成や皮膚逆流現象 (Dermal Back Flow；DBF) によりリンパ浮腫と診断でき，確定診断法として国際的にも評価されている．

近年，Single Photon Emission Computed Tomography-CT lymphoscintigraphy (SPECT-CT LS) も多用している．これは，角度可変式ガンマカメラを用いて断層画像化したリンパシンチグラフィー画像と同時撮像した X 線 CT 画像を組み合わせたものである (図 3)．トレーサーの局在が 3 次元的な解剖学的位置・形態情報とともに可視化され，表在のみならず深部のリンパ動態も評価可能である (図 4)．リンパシンチグラフィーと同様にセンチネルリンパ節の評価として用いられているが，皮下集合リンパ管を同定する方法として

[*1] Yuichiro YABUKI，〒236-0004　横浜市金沢区福浦 3-9　横浜市立大学医学部形成外科，助教
[*2] Jiro MAEGAWA，同，教授

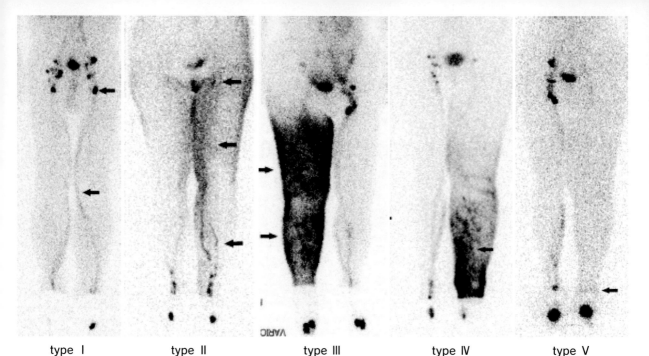

figure I　figure II　figure III　figure IV　figure V

図 1. 続発性下肢リンパ浮腫におけるリンパシンチグラフィーによる重症度分類(文献 2 より引用,一部改変)
　　type Ⅰ:所属リンパ節は減少しているが,明らかな DBF は認めない.
　　type Ⅱ:所属リンパ節は減少もしくは消失し,近位(大腿)に DBF を認める.
　　type Ⅲ:所属リンパ節は減少・消失し,近位(大腿)と遠位(下腿)に DBF を認める.
　　type Ⅳ:所属リンパ節は消失し,遠位(下腿)に DBF を認める.
　　type Ⅴ:所属リンパ節は消失し,トレーサーは注入部に留まり DBF を認めない.

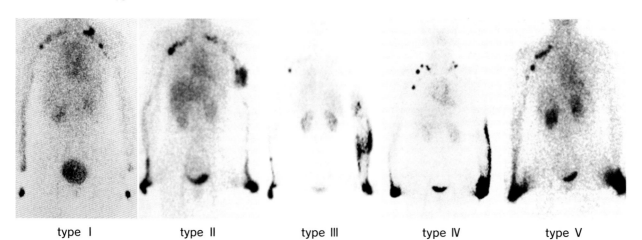

type I　type II　type III　type IV　type V

図 2. 続発性上肢リンパ浮腫におけるリンパシンチグラフィーによる重症度分類(文献 3 より引用,一部改変)
　　図 1 と同様に所属リンパ節におけるトレーサーの集積や DBF の局在で type
　　Ⅰから type Ⅴの 5 型に分類している.

も有用である.^{99m}Tc で標識したトレーサーを前述と同様の方法で注射し 120 分後に撮影している.

2. 重症度分類

得られたリンパシンチグラフィー画像において,機能を有しているリンパ節の多寡や DBF の範囲により 5 段階に分類し評価している[2)3)](図 1,2).リンパ浮腫,特に続発性リンパ浮腫はリンパ管の変性が中枢から末梢に向けて進行するため,側副路の形成や DBF が遠位に存在するものほど重症と判断している.実際,国際リンパ学会の臨

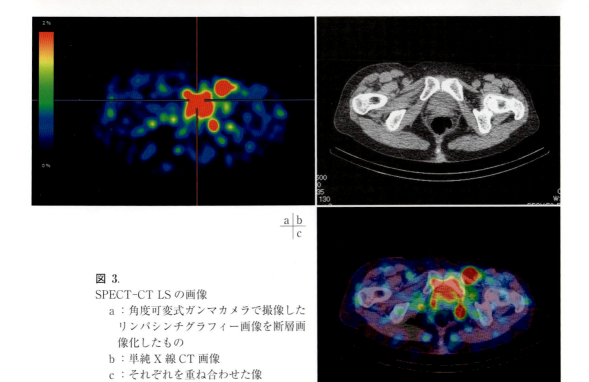

図 3.
SPECT-CT LS の画像
a：角度可変式ガンマカメラで撮像したリンパシンチグラフィー画像を断層画像化したもの
b：単純 X 線 CT 画像
c：それぞれを重ね合わせた像

床期分類[4]と我々の分類には相関性を認めた．ただ，周径や臨床所見で分類する方法とは異なりリンパ機能評価に基づいているため，重症度の評価としては正確性が高く，予後などの予測や経年的変化の評価に適していると考えられる．

リンパ管静脈吻合術での活用方法

リンパシンチグラフィーはリンパ機能を評価し重症度を分類するツールとして有用であるが，我々は皮下集合リンパ管を同定する方法としても活用している．

以前は皮下集合リンパ管を効率よく同定する手法はなかったが，ICG 蛍光リンパ管造影(near infrared fluorescence lymphography；NIF)が登場し比較的容易になった[5]．Type Ⅱ〜Ⅳ は NIF で皮下集合リンパ管を安定的に同定できるため，リンパ管静脈吻合術(lymphaticovenous anastomosis；LVA)のよい適応としている．しかし，NIF は観察可能深度に限界があり，皮下組織が厚い部位において皮下集合リンパ管を同定することは困難である．一方，リンパシンチグラフィーは観察可能深度に限界がないため，そのような部位においても皮下集合リンパ管の存在を示唆する所見が得られる．

我々は下肢リンパ浮腫に対してリンパ管静脈吻合術を行う時は，まず足趾趾間へ ICG を皮内注射し NIF を行う．その所見に基づき皮膚切開部位をデザインするが，大腿部で観察困難であった場合，リンパシンチグラフィーをもとに皮膚切開部位をデザインする．リンパシンチグラフィーを用いずに大腿部で大伏在静脈近傍を皮膚切開した際のリンパ管同定率は約 20% 程度であったが，この手法により約半数の皮膚切開部位において皮下集合リンパ管が同定できた[6]．ただし，従来のリンパシンチグラフィーは AP 画像と PA 画像のみであり，濃度の濃淡で解剖学的位置関係を予想するが，一部不明瞭であり不確実であった．しかし SPECT-CT LS は X 線 CT 画像により解剖学的情報が付加されるため，トレーサーの局在の判断が容易となった．下肢リンパ浮腫の症例であれば膝蓋骨や内外果をメルクマールとし，その部位からの距離と角度で皮下のリンパ流を想定し，皮膚

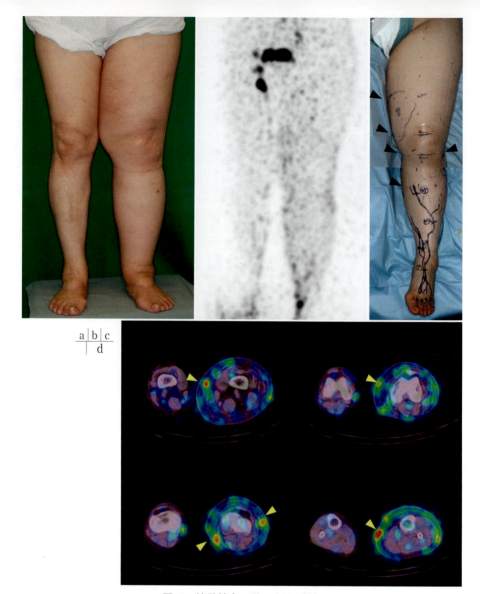

図 4. 続発性左下肢リンパ浮腫
a：左下肢に非圧痕性浮腫を認める．皮膚はわずかに肥厚していた．
b：術前リンパシンチグラフィー AP 画像．鼠径リンパ節の取り込みは減少しており，大腿部と下腿に DBF を認める．重症度は type Ⅲ と判断した．
c：術中皮膚切開部デザイン．SPECT-CT LS の情報をもとに皮下集合リンパ管を想定し，膝蓋骨上縁より 10 cm 近位，膝蓋骨上縁，膝蓋骨下縁（2 か所），膝蓋骨下縁より 10 cm 遠位に皮膚切開をデザインした（黒矢頭）．
d：デザインに一致した部位の SPECT-CT LS 画像．DBF 内にも取り込みの濃淡などを認める（黄矢頭）．皮下深部や筋層内の取り込みも評価可能である．

切開部位をデザインする（図 4）．実際にその方法でのリンパ管同定率は約 80% 程度と向上した．
また，倫理委員会承認のもと，現在試験的にナビゲーションシステムを併用した方法を行っている．術前に撮影した SPECT-CT LS の X 線 CT 画像と術中の患者の体表情報をナビゲーションシステム（BrainLAB 社，KICK®）を用いて一致させる（Surface Matching Registration）．それにより画像内のトレーサーの局在が，患者のどの部位にあるのかリアルタイムに示すことが可能になる．

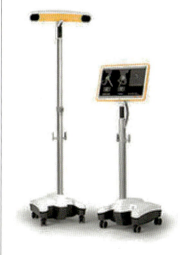
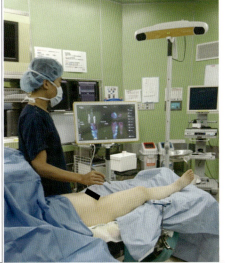
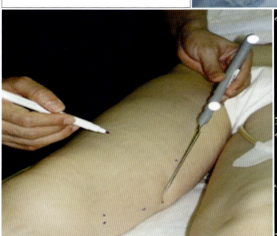
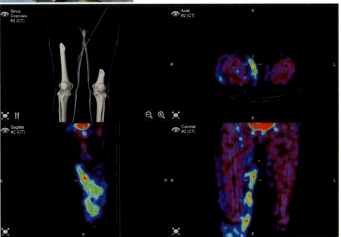
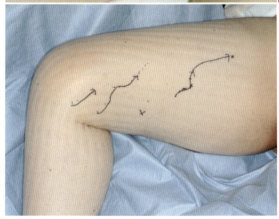

図 5.
SPECT-CT LS とナビゲーションシステムを用いた
皮下集合リンパ管の同定

a	b
c	d
e	

a：我々が使用しているナビゲーションシステム
b：麻酔導入後，レジストレーションを行う．
c：ナビゲーションをもとにトレーサーの局在を
　　マーキングする．
d：ナビゲーションシステムの表示画面画像．ポ
　　インターとトレーサーの局在との3次元的な位
　　置関係を即時的に判断できる．
e：マーキング後の臨床写真．トレーサーの局在
　　を断続的ではなく連続的に追従することが可能
　　となる．

　トレーサーの集積の強弱や連続性からリンパ管の局在を推測し，体表にマーキングと皮膚切開部位をデザインする(図 5)．実施した症例は少なく現在検証段階にあるが，本法により大腿部におけるリンパ管同定率はほぼ100%へ向上した．
　一般的にナビゲーションシステムを用いる場合は頭蓋骨など患者の強固な組織にアンテナを固定し，前額部などズレのない体表情報で正確なレジストレーションを行うことが望ましい．これにより高い精度と再現性が得られ，ミリ単位の位置情報の取得が可能となる．しかし，皮下集合リンパ管の同定に際しては高い精度は必要ではなく，あ

る程度の誤差は許容される．さらに，主に術直前の皮膚切開部位をデザインするのみに使用すれば十分であり，術中に使用することは少ない．皮膚切開後は NIF や顕微鏡下に直接探索することで集合リンパ管を同定している．これらの理由から，アンテナを手術台に固定し，ズレが生じ得る大腿部や下腹部の体表情報でレジストレーションを行っており，数ミリ程度の誤差を生じているが臨床上概ね問題はない．ただ，レジストレーションに際しては必要最低限の正確性を得るため，患肢の向きや肢間距離など SPECT-CT LS の撮影時の体位と同様の体位を取るようにしている．

考察と問題点，今後の課題

1．リンパ流の評価法としての問題点と課題

リンパシンチグラフィーは観察可能深度に限界がなく，リンパ流の全体像を把握するのに非常に適している．一方，多様なリンパ流を即時的に評価するには不向きである．例えば，NIF で長時間リアルタイムに観察した際，一度形成された DBF から側副路として皮下集合リンパ管や前集合リンパ管と思われる線状陰影を認めることがある．また，DBF より近位において ICG を追加注射すると，リンパシンチグラフィーでは観察できなかった線状陰影を認めることがある．つまり，慢性リンパ浮腫ではリンパ流が多様に変化しており，一定した撮影条件では得られる画像，特に DBF を介した側副路などの描出に差異を生じ，足趾（手指）間での皮内注射では描出されないリンパ流が存在すると考えられる．さらに，原発性，その中でも先天性，若年性のものはリンパシンチグラフィーでも非典型的なパターンを示すものが多く[8]，定型的な撮影方法では十分にリンパ流を評価できていないこともある．これらは続発性リンパ浮腫とは異なる病態生理であることが原因の1つと考えられる．しかし，先天性は，過形成，低形成，無形成に分類する報告なども認め，リンパ節をはじめとしたリンパ流を評価することの重要性は変わらない[7]．手術適応の判断などは NIF な

ど他の手法を用いて，場合によっては注射部位を変えて評価するなど複数の方法で総合的に判断している．

また，トレーサーによってリンパ流の描出が大きく異なるということも留意しなければならない．リンパシンチグラフィーに限らず，トレーサーや色素，造影剤の粒子径と組織親和性で得られる画像が変わる．リンパシンチグラフィーにおいてはヒトアルブミンやフチン酸，デキストランなどが使用されるが，リンパ管や DBF の描出のタイミングと程度が異なるため注意が必要である[8]．撮影のタイミングとして1回の撮影であれば60〜120分後[8]〜[10]とする報告が多い．

リンパシンチグラフィーという1つの検査方法であっても，撮影条件により得られる情報が変化する．そのため，評価目的に合わせたトレーサーの選択と撮影時間の設定が必要であり，撮影方法の標準化を行うべきである．その一方，応用範囲は広い検査方法とも言える．より細分化した重症度評価法の検討や，治療効果判定への応用，リンパ浮腫発症の病態生理解明など基礎医学的な領域での応用も期待される．

2．リンパ管の同定法としての問題点と課題

慢性リンパ浮腫において LVA の吻合数と臨床的効果の相関性が報告されている[11]．それは，吻合部の長期開存率と経時的な閉塞に関連していると考えている．我々は術後半年以降に NIF を施行し，吻合部長期開存を評価している．その開存率は術後経過とともに徐々に低下し 30〜40％であった[12]．全身麻酔下の手術では一肢について約5吻合を行っているため，2吻合ほどが長期開存していると考えられる．これらを考えると，大腿部を含めた皮下組織が厚い部位においてもリンパ管を同定し，1症例における吻合数を増やすことが臨床的効果を向上させると考えている．しかし，本法で同定した皮下集合リンパ管の一部は非常にリンパ管径が細くリンパ流が少ないこともある．つまり，リンパシンチグラフィーで得られる所見には定量性がなく，リンパ流の絶対量を評価して

いない．そのため，リンパ管の同定率は飛躍的に
向上したものの，LVA を行う臨床的意義と効果
は再評価しなければならない．

3．その他の注意点

SPECT-CT LS は X 線 CT 画像撮影を併施す
るため，放射線被曝の問題がある．従来のリンパ
シンチグラフィーでは実効線量が 0.8 mSv 程度
で一般的な X 線撮影の 2〜3 回分とされている．
注射した放射性同位体の放射能の半減期も短く，
24 時間でほぼ消失する．しかし，X 線 CT 画像を
撮像すると 7〜20 mSv 程度の被曝量となる．そ
のため，頻回の撮影は避けるべきである．

また，リンパシンチグラフィーは慢性リンパ浮
腫の評価方法としては保険収載されていない．特
に SPECT-CT LS の撮影には，角度可変式ガンマ
カメラを搭載した X 線 CT 装置が必要であり，そ
れを保有する医療機関も限定的である．リンパシ
ンチグラフィーを慢性リンパ浮腫の評価法として
一般化するためには多くの課題が残っている．

参考文献

1) Hollander, W., et al.：Lymphatic flow in human subjects as indicated by the disappearance of 1-131-labeled albumin from the subcutaneous tissue. J Clin Invest. **40**：222-233, 1961.
2) Maegawa, J., et al.：Types of lymphoscintigraphy and indications for lymphaticovenous anastomosis. Microsurgery. **30**(6)：437-442, 2010.
3) Mikami, T., et al.：Classification of lymphoscintigraphy and relevance to surgical indication for lymphaticovenous anastomosis in upper limb lymphedema. Lymphology. **44**(4)：155-167, 2011.
4) International Society of Lymphology. The diagnosis and treatment of peripheral lymphedema. 2009 Consensus Document of the International Society of Lymphology. Lymphology. **42**(2)：51-60, 2009.
5) Unno, N., et al.：Preliminary experience with a novel fluorescence lymphography using indocyanine green in patients with secondary lymphedema. J Vasc Surg. **45**(5)：1016-1021, 2007.
6) 清水宏昭，前川二郎：原発性リンパ浮腫 12 例の術前画像評価と術中所見の比較検討．リンパ学．**33**(2)：91-93，2010.
7) Bellini, C., et al.：Lymphoscintigraphy patterns in newborns and children with congenital lymphatic dysplasia. Lymphology. **47**(1)：28-39, 2014.
8) Yuan, Z., et al.：The role of radionuclide lymphoscintigraphy in extremity lymphedema. Ann Nucl Med. **20**(5)：341-344, 2006.
9) Weissleder, H., et al.：Lymphedema evaluation of qualitative and quantitative lymphoscintigraphy in 238 patients. Radiology. **167**：729-735, 1988.
10) Iimura, T., et al.：Estimating lymphodynamic condition and lymphovenous anastomosis efficacy using (99 m) Tc-phytate lymphoscintigraphy with SPECT-CT in patients with lower-limb lymphedema. Plast Reconstr Surg Glob Open. **3**(5)：e404, 2015.
11) Narushima, M., et al.：The intravascular stenting method for treatment of extremity lymphedema with multiconfiguration lymphaticovenous anastomoses. Plast Reconstr Surg. **125**(3)：935-943, 2010.
12) Maegawa, J., et al.：Outcomes of lymphaticovenous side-to-end anastomosis in peripheral lymphedema. J Vasc Surg. **55**(3)：753-760, 2012.

皮膚科医・形成外科医のための レーザー治療スタンダード
確かな治療を行うための知っておくべき知識と正しい手技

編集/東海大学医学部外科学系形成外科　河野太郎

山田秀和
近畿大学アンチエジングセンター・近畿大学医学部奈良病院皮膚科

　レーザーを用いた治療が，皮膚科・形成外科の標準的治療になってきたことをはっきりさせた著書です．残念ながら，レーザー機器は大学病院や大規模病院では十分に使えないため，専門医を取得してもレーザーに精通しないまま個人医療機関で初めて機器を手にする医師も多いのが現状です．

　"レーザー治療スタンダード"と命名されている通り，最低限理解しなければならない機器についての理論と実践についてまずまとめてあります．経過を見るための診察方法や，写真の撮り方，特に，黒や赤の違いを写真に撮っても，実際とはずれることが多い点など，丁寧な説明があります．さらに，レーザー治療する前に，しなければならない麻酔についての注意や患者に対する安全性や術者などに対する安全性の注意も記載されています．治療後の処置や問題点，妊婦や乳幼児の年齢別の配慮など，日常に直面する諸問題をわかりやすくまとめています．その後，標準的な各疾患についての考え方や実践方法を説明しています．黒色のあざ病変から褐色のあざ，刺青，血管性病変，そして，脂漏性角化症，黒子までの11種の疾患について，診断，治療計画，術前の患者説明，事前処置，照射，術後の処置と患者説明，合併症とその予防方法の8つの項目に分けて記載されています．さらに，編者の河野太郎先生が直接，知っていると役立つ情報として，説明方法や，保険の問題，請求方法，自費での問題点など細かく指摘していただいています．そのため，この本を用いれば，自習でも，周囲に教育環境がない場合でも，実際に治療できるレベルになると思います．実際に新しい機器の多くは，使用している施設が教育病院でないことが多いため，この本は情報の偏りがあるものをできるだけ標準化しているところが，大変有用と思われます．論文や講演会ではわかりにくい部分を標準化して記述されているのがこの本最大の特徴でしょう．

　見た目に対する疾患を扱っているゆえ，扱う医師もより技術を磨いてレベルの高い治療を提供する必要があります．一方，多くの疾患で長期経過後の見た目の結果が重要であることから，短期に成果を求めず，確実な治療結果の積み重ねを提示することが必要です．そのためにも，標準化した治療法での議論と比較が必要で，この本の求めるところでしょう．

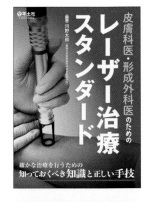

**皮膚科医・形成外科医のための
レーザー治療スタンダード**
確かな治療を行うための知っておくべき
知識と正しい手技
編集/東海大学医学部外科学系形成外科　河野太郎
B5判　222頁　定価（本体9,000円＋税）
ISBN：978-4-7581-1813-2
発行：株式会社　羊土社

羊土社 オススメ書籍のご案内

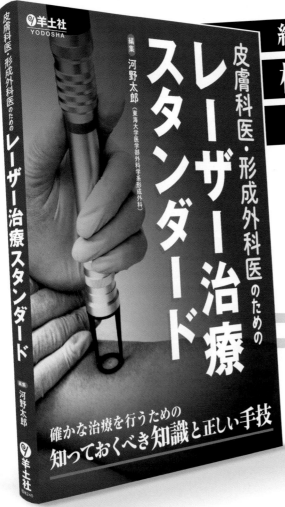

絶対身につけておきたい標準的治療法がこの1冊に！

- 治療に必要な機器の特徴，やるべき事前準備がもれなくわかる！
- この先ずっと使える標準的な治療法を疾患別に丁寧に解説！
- 現場で役立つ工夫や治療にあたり患者に行う説明の仕方も網羅！

注意すべきピットフォールや知っておくべきポイントも満載！

目次
- 第1章 イチから始めるために知っておきたい機器
- 第2章 レーザー治療を始める前に
- 第3章 標準的なレーザー治療を身につける
- 第4章 知っていると役立つ情報

河野太郎／編

■ 定価（本体 9,000円＋税）　■ B5判
■ 222頁　■ ISBN 978-4-7581-1813-2

感染症・合併症ゼロをめざす
創閉鎖

エビデンスと経験に基づく手術創、救急創傷の閉鎖・開放から創処置まで

炭山嘉伸，有馬陽一／編

■ 定価（本体 5,500円＋税）　■ B5判　■ 205頁　■ ISBN 978-4-7581-0688-7

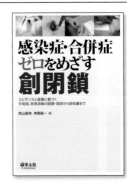

発行 羊土社 YODOSHA

〒101-0052　東京都千代田区神田小川町2-5-1　　TEL 03(5282)1211
FAX 03(5282)1212　URL：www.yodosha.co.jp/　　E-mail：eigyo@yodosha.co.jp

◆特集/実践リンパ浮腫の治療戦略

弾性着衣とその周辺

三上太郎[*1] 前川二郎[*2]

Key Words：弾性着衣(compression garments)，圧迫圧(pressing pressure)，着圧測定(wearing pressure measurement)，丸編み(round knit)，平編み(flat knit)

Abstract 四肢のリンパ浮腫に対する治療戦略は外科的治療と保存的治療に分類される．保存的治療のなかで弾性包帯法と弾性着衣の装用とは双璧をなすものであるが，後者は浮腫のコントロールの維持期で用いられることが多い．弾性着衣は装用に特別な技術が不要である一方，正しい選択と装着を行わないとリンパ浮腫の病状を悪化させるおそれがある．

患肢の形態は個人で異なり，病状変化によっても変わる．オーダーメイドの着衣が望ましいが，概して平編み生地となるため装用しにくいことが多い．市販の補助具の使用で対応できればよいが，握力などの点から困難な場合にはサイズや圧迫圧のクラスを変更したり圧迫圧の低いものを重ね履きしたりすることで対応する．いずれにせよ，着圧を測定して目標値との差を確認することは重要である．我々の施設ではリンパ管-静脈吻合術を予定する患者については手術の数か月前から望ましい着圧が得られるように弾性着衣を調整している．

はじめに

四肢のリンパ浮腫に対する治療戦略は外科的治療と保存的治療に分類される．2017年現在，外科的治療単独の有効性については高いエビデンスレベルの報告は極めて少ないが，保存的治療についての有効性はいくつかの高いエビデンスレベルの文献が認められている[1)~5)]．前者の大きな要因は，外科的治療前後で保存的治療が付加されることが多いことにあると推定される．

四肢リンパ浮腫に対する圧迫療法は弾性包帯によるものと弾性着衣によるものに分けられる(表1)．それぞれに長所短所があり，一般的に，弾性包帯は複合的理学療法において初期の集中排液期に多用され，弾性着衣はその後の維持期に使用されることが多い．また弾性着衣は外科的治療を考慮する上で，手術の適応がない患者のほか，手術治療後の維持療法として日常生活中に広く適用されている．前者にはいわゆる重症リンパ浮腫の他に，軽症例や高齢者，合併症があり外科的治療が困難な症例が含まれる．一方，後者については外科的治療後のリンパ系機能や浮腫が改善された状態を長く維持することが大きな使用目的である．

いずれにせよ，弾性着衣の使用には個々の患者に合致した適切な選択と使用が必要であり，また病状の変化によって着衣を変更する必要性がある．

本稿では弾性着衣に関する一般的な知見を概説するほか，筆者らの施設で行っている弾性着衣の選択方法や使用方法などを紹介する．また，弾性着衣の周辺のツールについても簡単にではあるが触れる．

弾性着衣の定義と概念

1．本邦での取り扱い

本邦では2005年4月に医療機器として指定を

[*1] Taro MIKAMI，〒236-0004 横浜市金沢区福浦3-9 横浜市立大学医学部形成外科学，准教授

[*2] Jiro MAEGAWA，同，教授

表 1. 弾性着衣と弾性包帯の比較

	弾性着衣	弾性包帯
長所	・外出や就業中にも使用できる ・特別な手技が不要	・重症例や皮膚疾患合併例にも対応できる ・圧迫圧の変更が容易
短所	・不適切な使用で浮腫が悪化し得る ・重症例や皮膚疾患合併症には適用困難 ・装用に腕力が必要なことが多い	・装用中に巻き直しが必要になることが多い ・手技の習得に一定の期間が必要

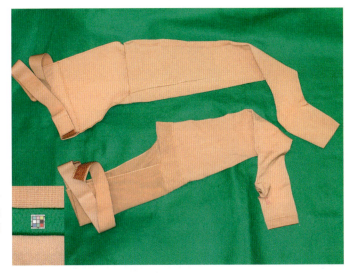

図 1.
ベルト付き片足用弾性着衣．丸編みと平編み．上側が平編みで下側が丸編み．平編みにはシーム（縫い目）があるのがわかる．左下の inlet は平編みと丸編みの拡大図で上側が平編み，下側が丸編みの生地である．

受け，その 3 年後の 2008 年 4 月にリンパ浮腫治療に対して保険適応が認められた．これにより 2017 年現在では続発性の（悪性腫瘍に対する治療後の）リンパ浮腫については購入補助費が支給される．

2．定義と概念

先述したように，弾性包帯に対する弾性着衣としての位置づけであったためか，当初は筒状の形態をしたものが通常であった．最近は装用しやすいよう工夫された形態のものも多く，形の観点からは厳密な定義はしにくい．

ただし形態によらず，適切な選択と装用を行えば，各部位である一定の範囲内の圧がかかる仕組みとなっているのが弾性包帯と大きく異なる点である．その圧も末梢側から中枢側に向かって徐々に圧が下がるような設計となっている．

弾性着衣の種類

一般的な形態の弾性着衣は着衣生地の編み方と形態からの大きく 2 つの分類の仕方に分けられる．

1．生地の編み方

伸縮性の高い，すなわち伸び硬度の低いいわゆる「丸編み」と，伸縮性の低い，つまり伸び硬度の高い「平編み」タイプとがある（図 1）．素材となる糸を筒の周囲に連続的に編むため，いわゆる「シーム」（縫い目）がない．一方，「平編み」は飛騨対一枚の編み地として形成され，圧力の設計は縫い目の数で調整する．この編み地を縫い合わせて着衣を作成する．装用のしやすさの点では丸編みの方が優れているが筋ポンプ作用は小さくなるため，臨床的に重症なリンパ浮腫には効果が薄い．また，編み地を縫い合わせることで成型するのでオーダーメイドの製品は「平編み」の方が作成しやすい．

原発性リンパ浮腫は続発性と発症機序が異なることが予想されるが，弾性着衣選択のポイントについてはほぼ同様と考えてよく，重症例については平編みタイプの方が望ましいと考えられる．

2．形　態

上肢に対する着衣は殆どが肘より近位まで，つまり上腕までの「スリーブ型」である．遠位側は手首までのものと，手甲部分までのものとがあるが，

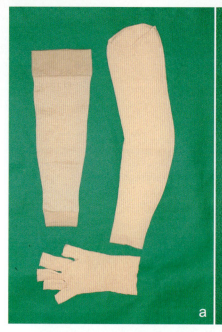
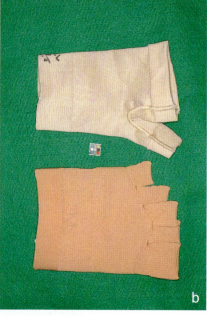

図 2. 上肢用弾性着衣など
a：丸編み(左)と平編み(右)のスリーブ，および平編みタイプのグラブである．平編みの特性として，肘部分で曲げた形を作るのが比較的容易にできる．
b：丸編みのグラブ(上)と平編みのつま先キャップ(下)．平編みであれば，各指ごとの圧迫ができる着衣を作成できる．

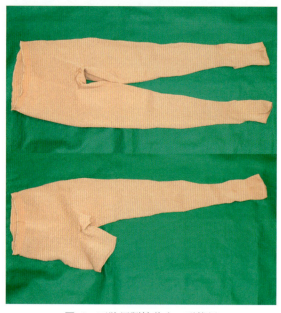

図 3. 下肢用弾性着衣，形態例
図 1 に加えて，パンストタイプの両下肢浮腫用の平編み弾性着衣(上)と片足用平編み弾性着衣(下)を提示．このように，下肢用は種々の形態の筒型弾性着衣が存在する．各患者の浮腫の状況により形態を選択できる．

手首までのものに対しては指の中節あたりから手首までを被覆する「グラブ型」を組み合わせることができる(図 2)．

下肢に対する弾性着衣の形態は上肢のものより多い．足趾から足部までのもの，足部から膝下までのハイソックスタイプ，大腿までのストッキングタイプが基本となる．さらに，両脚浮腫に対応できるパンストタイプのもの，下腹部陰部を圧迫しつつ，健側肢は圧を抜くようにしたものなどが市販されている(図 3)．

これらのほか，筒状形態ではなく基本部分にベルクロテープの付いたフラップが付けられた形態のものや，ジッパーを引き上げて締める形態のものも近年では市場に出てきている．

また，近年では夜間にも圧迫できるよう，着圧が低めで装用しやすい形態の弾性着衣も市販されるようになった(図 4)[6]．これらも各自治体に申請する「弾性着衣装用指示書」により購入補助費が適用されるが，現時点では続発性のリンパ浮腫に限る点に注意が必要である．

弾性着衣の選択基準

1．圧迫圧

選択の基準としては各施設でそれぞれのものがあると思われるが，最も大切な基準は装用時にかけられる圧迫圧(着圧)である．

一般的に上肢リンパ浮腫や慢性期でも水分が豊富な柔らかめの浮腫に対しては 30～40 mmHg と言われている．下肢については，2006 年に International Lymphoedema Framework で提唱さ

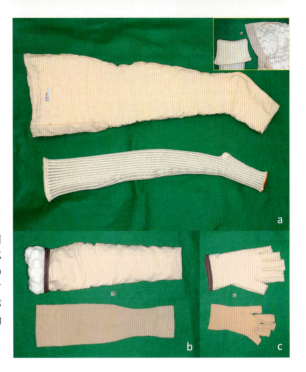

図 4.
夜間用弾性着衣など
a は夜間用の製品 2 種類．ほぼ同サイズのものであるが裏地（右隅 inlet）含めて形態は異なる．
b は上肢用スリーブタイプの夜間用弾性着衣と昼間用丸編みスリーブで，夜間用スリーブに加えて必要に応じて，c のようなグラブタイプのものを併用する．c の下段は平編みタイプのグラブ．着圧は低く設定されているが装用に技術は不要なため我々の施設ではリンパ管-静脈吻合術の術後 2 日目頃から積極的に装用を勧めている．

れた基準があり，国際リンパ学会（以下，ISL）の重症度分類で 2-後期から 3 期では 23～32 mmHg，ISL 3 期では 34～46 mmHg，ISL 3 期で重度複雑なものに対しては 49～70 mmHg としている[7]．

2．患肢の形態

非患側肢ですら形態には個人差があるので，患側肢は更にその形態に個人差が大きいと言える．したがって，「万人向き」に作成された市販品は極論を言えば「誰にも合わない」形態となっているとも言える．

推奨されている基準に従って着圧をかける場合，浮腫による変形が少ない場合や病期が軽症である場合には丸編みの弾性着衣の方がはきやすいため有用性が高いと思われる．一方，浮腫による変形が強い場合や，病期が進行した硬い浮腫に対しては平編みのオーダーメイドのものが治療に適している．先述した通り，平編み着衣は編み地を縫合して着衣とするため，整形に優れているからである．

3．着衣の形態

通常，上肢のリンパ浮腫は片側であるが，下肢では両側であることや下腹部，陰部にも浮腫が認められることがあり得る．

上肢の浮腫の場合は生活様式や職業によって，手部の圧迫を考慮しない形態の着衣を選択することも可能である．ただし，この場合は手指に浮腫が生じたり手指の浮腫が悪化したりする可能性があることを留意する必要がある．

下肢の浮腫に対してはオーダーメイドのものでない限り患側の下腿や足部を抜いた形の着衣は作られない．むしろ大腿までの着衣であっても，大腿の形態によっては腰ベルトを付加したものを選択することもある．また先述した通り両下肢に加えて下腹部や陰部も圧迫するためのパンティストッキング形態のものもある．このように，下肢のリンパ浮腫に対しては上肢リンパ浮腫に対するものよりも着衣の形態を考慮する必要性もあり，またその余地もある．

4．採 寸

非オーダーメイド，すなわちレディメイドのものについては，各メーカーが規定する測定部位で長さや周径を測定して決める．採寸の際には，測定時の体位にも留意する必要があり，通常各部関節は伸展位での測定となる．

オーダーメイドの場合はレディメイドのものよりも一般的に測定部位が多くなる．メーカー指定のゲージや巻き尺がある場合もあり，注意が必要

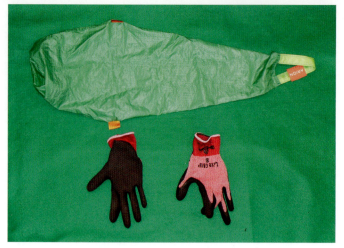

図 5.
弾性着衣装用の補助具
上段は滑りやすい素材でできたアプリケーター．オレンジ色の帯部分で左側を折り返して手部前腕や足部下腿を入れ，筒型弾性着衣を装用する．ある程度装用が進んだところで右側のベルトを引き抜くことで装用時にかかる労力を省略する．市価で 4,000～7,000 円程度．下段は掌側に黒地のゴム素材を付加した手袋．手のひら全体で弾性着衣を強くなでるようにして着衣を引き上げる．

である．

また，装用後は浮腫が改善した状態になるので，採寸は浮腫が改善している状態の方が望ましいとされている[7]．外来診察室での測定であれば弾性着衣や弾性包帯を外した直後が望ましく，入院の場合であれば朝が望ましい．

弾性着衣の装用／装着と管理

弾性着衣は医療機器に分類されている．したがって正しい装用や管理をすることに注意が必要で，誤った装用を行うと病状を悪化させたり健康を損なったりする可能性もあることを留意するべきである．

1．装用における注意

弾性着衣，特に平編み生地のものは伸びにくいため握力が必要である．一般的に続発性リンパ浮腫は女性が多いため，高齢者に対してはゴム手袋を着用することを我々の施設では勧めている．また，園芸用品店で入手できる，手のひら側にゴム地で滑り止めの付いた手袋も有用性が高い（図 5）．それぞれ掌の部分を使ってなで上げるようにして着衣を近位へ引き上げるようにすると比較的楽に着衣を装用できるようである．また，このようにすると無理に特定の部分を引き上げずに済むため，着衣の傷みも軽減できると思われる．我々の施設では初めて弾性着衣を検討する場合や採寸の再検をする際に握力測定を行っている．いずれかの手が 20 kg を超えていれば多くの弾性着衣が装用できると考えているが，19 kg 以下の場合は着圧を一段下げた着衣を選択したり，クラスの低い着衣の二重履きを検討したりして調整している．

滑りのよい素材で作られたスライダー（アプリケーター）も市販されており，足首や手首周辺を通過させた後つま先あるいは指先側からスライダーを抜くことで最も着用の際に困難な部分の労力を抑えることができる（図 5）．金属フレーム製のアプリケーターもあり，これを使うとより労力を省略できるが，使用には慣れも必要と思われる．我々の施設では使用している患者は少ない．

関節部や，膝や踵など特殊な形状や形態となっている部分については着衣の位置を合わせる．また，左右の区別のあるものは反対になっていないか，裏返しになっていないかも注意が必要である．近位端の長さが余って折り返す必要性がある場合にはサイズが合っていないと評価すべきで，折り返して使用するべきではない．

先に挙げたベルクロテープによる固定式のものでは目印のラインでゲージを合わせて着圧が適切にかかるよう注意が必要である．

2．弾性着衣の管理

医療機器であると同時に「衣類」でもあるため，保清は欠かせない．使用方法としては下着や肌着と変わるところがないため，できれば毎日洗濯を行い，同型の弾性着衣を複数購入して交代で使用するのが望ましい（先述した，続発性リンパ浮腫に対する弾性着衣の医療補助は 1 回につき 2 着分まで適用される）．洗濯，乾燥方法についてはそれぞれに製造社指定の方法があり，これに従って行う．

使用により着衣の弾性も落ちてくる．また治療効果により周径が細くなることも治療経過の過程で認められ得る．したがって，定期的な交換は必要であり，また交換の際には寸法の再検討も考慮した方がよい．

3．着圧の測定

市販されているレディメイドの弾性着衣は，先述した通りの選択，管理を行っていれば表示されている着圧から大きく逸脱することはないと推定される．またオーダーメイドの弾性着衣であれば尚のことその着圧は想定範囲内である．しかしながら，四肢の形態や握力，その他の都合で指標通りの選択ができていない場合には概して，想定着圧より大きく下回る着圧しか得られていないことを我々の施設では経験している．

A．着圧測定に用いる機器

弾性着衣と皮膚の間の圧を測定する機器は各種あるが，我々の施設では MediGroup 社（オーストラリア）PicoPress®を使用している（図6）．

1回につき1か所の測定しかできないが，測定方法は簡便である．専用のプローブ中央を測定したい部位に合わせてテープなどで固定し，必要に応じてプローブから本体につながるチューブもテープで皮膚に固定する．弾性着衣を装用した後，数回のボタンとスティックの操作で着圧が測定できる．

B．測定部位

下肢では，① 外踝から12 cm 近位で下腿の背側正中線上と，② 大腿の腹側正中線上で膝蓋上縁から10 cm の位置，の2か所を測定している．

上肢では，患者の体格にもよるが，① 肘の皺線より10 cm 末梢側の前腕屈側正中線上，② 肘の皺線より10 cm 近位側の上腕屈側正中線上，の2か所で測定している．

下肢の場合で弾性着衣がつま先の抜けているタイプではコードをつま先側へ導出して測定できるが，つま先まである着衣を使用している場合には同型／同クラスでつま先のないタイプの着衣を試着して測定している．上肢スリーブについても同

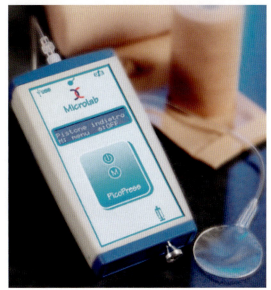

図 6．着圧測定器具 PicoPress®
本体は片手で持てる程度の大きさで，写真右下が測定用プローブの先端．上部のコネクト部分にプローブからつながるチューブ上のコードを装着する．（MediGroup 社ホームページ（http://www.medigroup.com.au/picopress）より）

様の対応で測定している．

C．評価と対応

想定着圧より上回ったデータが得られたケースは我々の施設での経験は殆どなく，たいていの場合は想定着圧（同クラス）以下である．弾性着衣の性質上，大腿や前腕の着圧は下腿や前腕の着圧の70％程度となる．

着圧が目標値より低い場合の対応としては，レディメイドの場合，

① **クラスを上げる**：クラス2のものであればクラス3の同サイズのものに変更する．
② **サイズを小さいものにする**：M サイズであれば S サイズに，あるいは体格が許せば SS サイズに変更する．
③ **重ね履きする**：特に平編みを使用している場合には同サイズの丸編みのものを重ねる．選択するクラスやサイズにもよるが，クラス2の着衣を用いると下腿で10 mmHg 程度の加圧が得られることが多い．

一方，オーダーメイドの場合には採寸のやり直しを考慮した方がよいと思われる．

表 2. 提示症例の体重，患肢周径，着圧の推移概要（周径の単位は mm）
体積は下肢を2つの円錐台の重合に近似し，足関節部から下腿周径測定部までの距離，下腿周径測定部から大腿周径測定部までの距離をそれぞれの円錐台の高さとして近似値を計算した．

	術前 5 か月	術前 2 か月
体重(kg)	62.4	62.0
足部	232	219
足関節部	264	260
下腿	382	370
大腿	489	489
下腿体積(m*l*)	2,772	2,634
大腿体積(m*l*)	4,401	4,287
下腿着圧(mmHg)	7	17
大腿着圧(mmHg)	17	36

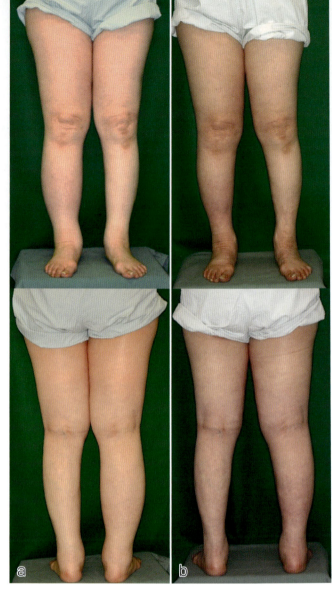

図 7.
着圧調整症例の臨床像変化
 a：調整前の状態．この後同サイズ，同クラスの丸編み弾性着衣を日中は重ねて装用して過ごした．
 b：a の 3 か月後の状態で，健側肢の左に比較して細くなっていることがわかる．

我々の施設では，リンパ管-静脈吻合術を計画すると，術前に適切な着圧となっているか調整して手術の準備を施行している．これにより術前に浮腫は改善した状態となって，リンパ管の術中同定がスムーズになる．

D．着圧測定の実際―症例提示―

我々の施設では弾性着衣の着圧が測定できるようになって以来，リンパ管-静脈吻合術を予定する患者の弾性着衣調整を，主に着圧に注目して行うようにしている．これにより手術時点では浮腫が改善し，皮下の浅層に存在するリンパ管の同定や，静脈との吻合が行いやすくなった．

症　例：70 歳，右下肢続発性リンパ浮腫の女性
手術予定日の約 5 か月前に着圧測定をしたところ，丸編みクラス 2 のストッキングで下腿，大腿それぞれ 17 mmHg，7 mmHg であった．同サイズのストッキングを二重履きした状態では 36 nnHg と 17 mmHg となったため昼間は二重履きとして過ごしてもらうこととした．夜間は夜間用の筒型弾性着衣を使用していたが，これは継続のままとした．その 3 か月後の周径計測では足関節部，下腿の周径が減少し，近似体積も約 250 m*l* の減少となった（表 2，図 7）．術直前も周径はほぼ変わらず手術日を迎えた．

4．弾性着衣の禁忌

以下のような状態，あるいは疾患が併存している患者に対しては，弾性着衣は禁忌と考えられている[7].

① 動脈血行不全：下肢の ABPI が 0.5 未満
② 急性心不全
③ 著明な変形
④ 極めて深い皮膚皺壁がある
⑤ リンパ漏あるいはその他の浸出液を伴う皮膚
⑥ 進行した潰瘍
⑦ 重度の末梢神経障害

この他にも，以下の状態の患者については弾性着衣の勧奨を注意した方がよいと我々の施設では考えている.

⑧ 心機能低下で内科的な加療中
⑨ 80 歳以上の独居高齢者
⑩ 末期の悪性腫瘍患者
⑪ 握力が左右とも 19 kg 以下

弾性着衣周辺の保存的治療

弾性着衣以外にも，有用と考えられ用いられている保存的治療や用具が多数存在する. このうち弾性包帯以外のもので我々の施設でも用いているものを幾つか紹介する.

1．間歇的空気圧マッサージ器(リンパ浮腫用)

当院で集中排液治療を行う際に使用している. 当施設で運用しているものはつま先から腹部までを中空の圧迫帯でカバーし，2 つの動作モード何れかで，設定する圧迫圧により周期的に圧迫するタイプのものである. このほかにも類似の運用ができるもので，片側下肢や片側上肢を圧迫するものもある.

2．血栓予防装置

広義には間歇的空気圧マッサージ器に含まれるが，一般的には下肢深部静脈血栓症予防目的で用いられる. 我々の施設では，足部のみを圧迫する

エアーマッサージ器を下肢リンパ管-静脈吻合術の術後に用いている. 術部を圧迫することなく，術後安静期間のリンパの流れと静脈還流を確保し促進させることを目的としている.

まとめ

リンパ浮腫の治療戦略における弾性着衣の位置づけと分類，使用上の注意点について概説した. 個々の患者に対する弾性着衣の選択にあたって着圧に注目することはその効果を得るために重要なことと考えている.

参考文献

1) Badger, C. M., et al.：A randomized, controlled, parallel-group clinical trial comparing multilayer bandaging followed by hosiery versus hosiery alone in the treatment of patients with lymphedema of the limb. Cancer. 88：2832-2837, 2000.
2) Lasinski, B. B., et al.：A systematic review of the evidence for complete decongestive therapy in the treatment of lymphedema from 2004 to 2011. Pm R. 4：580-601, 2012.
3) Hornsby, R.：The use of compression to treat lymphoedema. Prof Nurse. 11：127-128, 1995.
4) Brennan, M. J., et al.：Focused review：postmastectomy lymphedema. Arch Phys Med Rehabil. 77：S74-S80, 1996.
5) Buragadda, S., et al.：Effect of complete decongestive therapy and a home program for patients with post mastectomy lymphedema. J Phys Ther Sci. 27：2743-2748, 2015.
6) McNeely, M. L., et al.：Efficacy of night-time compression for breast cancer related lymphedema（LYNC）：protocol for a multi-centre, randomized controlled efficacy trial. BMC Cancer. 16：601, 2016.
7) Moffatt, C., et al.：Best practice for the management of lymphoedema. Lymphoedema Framework International Consensus. London, MEP Ltd, 2006.

◆特集/実践リンパ浮腫の治療戦略

ICG 蛍光リンパ管造影を用いた LVA の実際

石浦良平[*1]　成島三長[*2]　古屋恵美[*3]
山本　匠[*4]　林　明辰[*5]　飯田拓也[*6]

Key Words：リンパ浮腫(lymphedema)，インドシアニングリーン(indocyanine green；ICG)，リンパ管細静脈吻合(lymphaticovenular anastomosis；LVA)

Abstract　リンパ浮腫に対するインドシアニングリーン(ICG)蛍光リンパ造影検査はまだ 10 年程度と歴史の浅いものであるがその有用性は非常に高く，得られた所見から重症度を評価する Dermal Backflow stage は治療方針を決定する上で重要となる．正常所見である Linear pattern と異常所見(Dermal Backflow)である Splash，Stardust，Diffuse pattern を正しく評価することがステージングにおいて大切である．得られたステージからリンパ管細静脈吻合術(Lymphaticovenular anastomosis；LVA)の効果を予測し治療戦略を立てることが肝要である．早期の二次性リンパ浮腫症例であれば外科的治療戦略は LVA 単独で十分治療効果を期待できるので確実な LVA の手技を身につけたい．

はじめに

インドシアニングリーン(ICG)は 1955 年に Kodak Research Laboratories により近赤外線カメラ撮影用に開発されたものであり 1956 年にはすでに FDA より認可され臨床で使用されたとの報告がある．その有用性より心血管系の機能評価や肝機能評価，網膜の血管造影検査など臨床の場で半世紀以上使われてきた検査薬である．ICG の特性の 1 つに血中や組織中のタンパク質と結合することで 750〜810 nm の赤外線を放出するというものがあり，手持ちタイプの近赤外線カメラや顕微鏡埋め込み型近赤外線カメラなど(図 1, 2)を使用することで ICG の組織内灌流は簡単に可視化できる．さらに，間質内に存在する ICG はリンパ系によりドレナージされるという特性があり，この 2 つの特性を用い，悪性腫瘍の領域では ICG を皮下注射しその灌流を近赤外線カメラで観察することで乳がんやメラノーマのセンチネルリンパ節を同定することは日常的に行われる検査の 1 つとなっている．この特性を利用した ICG 蛍光リンパ管造影検査は形成外科領域でもリンパ浮腫の進行度の評価や術前検査などで非常に重要な役割を担っている．ただし，稀ではあるがアレルギー性ショックの報告があり，アレルギー性素因のある患者については慎重投与が必要となる．

リンパ浮腫と ICG 蛍光リンパ管造影

リンパ管造影にはリンパシンチグラフィや MR リンパ管造影などそれぞれに特徴があるが，ICG 蛍光リンパ管造影には被曝なくリアルタイムでリンパ流を可視化できるという特徴がある．ICG 蛍

[*1] Ryohei ISHIURA，〒514-8507　津市江戸橋 2 丁目 174　三重大学医学部附属病院形成外科，助教
[*2] Mitsunaga NARUSHIMA，同，教授
[*3] Megumi FURUYA，同，助教
[*4] Takumi YAMAMOTO，〒162-8655　東京都新宿区戸山 1-21-1　国立国際医療研究センター形成外科，診療科長
[*5] Akitatsu HAYASHI，〒289-2511　旭市イの 1326　国保旭中央病院形成外科，主任医員
[*6] Takuya IIDA，〒113-8655　東京都文京区本郷 7-3-1　東京大学形成外科・美容外科，准教授

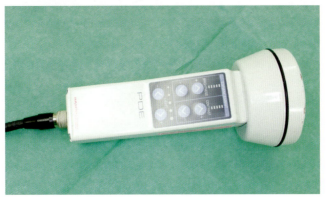

図 1. 当科で使用している手持ち型近赤外線カメラ，pde（浜松ホトニクス社製）

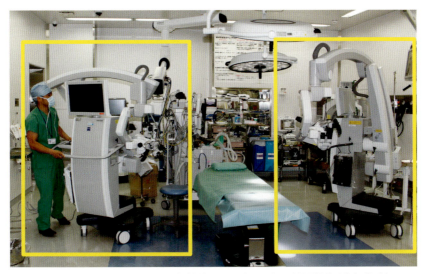

図 2. 当科で使用している近赤外線カメラ埋め込み型顕微鏡（黄色枠内），PENTERO（ZEISS 社製）

光リンパ管造影検査のリンパ浮腫に対する臨床応用は緒方らにより 2007 年に初めて報告されており，その後，山本らの重症度分類（Dermal Backflow（DB）stage）が報告されリンパ浮腫の評価における主要な検査の 1 つとなった．リンパ浮腫に対する手術療法においてリンパ管細静脈吻合術（lymphaticovenular anastomosis；LVA）は圧迫療法が無効なリンパ浮腫の治療において有効な治療法の 1 つとなり得るが，その効果はリンパ管変性・硬化の影響を多分に受ける．したがって，リンパ管変性・硬化の程度を ICG 蛍光リンパ管造影で評価し，LVA の効果が見込める症例かそれともリンパ節移植（LNT）などを併用すべきかなど治療戦略を立てることが肝要である．また，リンパ管の走行を観察することによる皮切部位の選択や術後の評価にも有用である．

ICG 蛍光リンパ管造影の手技

当科では ICG 蛍光リンパ管造影に際して 0.2 ml の ICG（ジアノグリーン 0.25％；第一製薬）を，下肢リンパ浮腫の場合には両側の第 I 趾間とアキレス腱外側縁に，上肢リンパ浮腫の場合には両側の第 II 指間と手関節部の長掌筋腱尺側縁に皮下注射する．注射に際して痛みを最小限に抑えるため当科では付属の注射用溶解液は使用せず 5％ブドウ糖液を用いており，場合によっては注射前に局

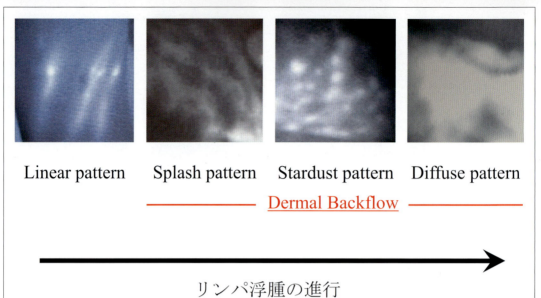

図 3. リンパ浮腫の進行と ICG 蛍光リンパ管造影所見の変化

表 1. 二次性リンパ浮腫における DB Stage

DB stage	ICG 所見
Stage 0	Linear のみ
Stage I	Linear+Splash*
Stage II	Linear+Stardust（1 領域）**
Stage III	Linear+Stardust（2 領域）**
Stage IV	Linear+Stardust（3 領域）**
Stage V	Stardust and/or Diffuse***

*鼠径部に認めることが多い．
**大腿部，下腿部，足部の 3 領域とする．Diffuse を認めることもある．
***Linear を認めない．

表 2. 原発性リンパ浮腫における ICG 分類と治療法の選択

ICG 所見	考えられる病態	治療
PDB パターン	近位でのリンパ流閉塞	LVA（±LNT±減量術）
DDB パターン	遠位でのリンパ流閉塞	LVA（±LNT±減量術）
LE パターン	浅リンパ系<深リンパ系 リンパポンプ不全など	厳格な圧迫 LVA（±LVA）
NE パターン	リンパ無形成 リンパ重度低形成 リンパ吸収不全など	LNT（±減量術）

所麻酔を使用することもある．評価については造影効果がプラトーに達した 12～18 時間後に行っている．

DB stage と治療選択

リンパ浮腫の進行に伴い，ICG 蛍光リンパ管造影所見は Linear, Splash, Stardust, Diffuse pattern と変化し（図 3），その蛍光造影所見のパターンにより重症度を評価する DB stage（表 1）が二次性リンパ浮腫の治療法の選択に際して最も有用である．なぜなら二次性リンパ浮腫の進行に伴うリンパ管硬化の程度を知ることが治療戦略を立てる上で重要なポイントの 1 つとなり，リンパ管硬化の確定診断自体には術中所見や病理所見が必要となるものの DB stage とリンパ管硬化には相関関係があり，DB stage を基にリンパ管硬化の予測をたてられるためである．当然，DB stage 0 ではリンパ浮腫を認めないため治療は必要とはならないが，stage が上がるにつれその stage に則して治療戦略を立てることが肝要となる．Stage が低いうちはリンパ管細静脈吻合術（LVA）のみで治療効果が出ることが多いが，stage IV～V となると LVA のみでは治療効果が得られることが少なく，LNT や減量術などを複合させた治療が必要となることが多い．

また，原発性リンパ浮腫においても ICG 蛍光リンパ管造影による分類が治療法の選択に際して有用である（表 2）．PDB パターン，DDB パターン

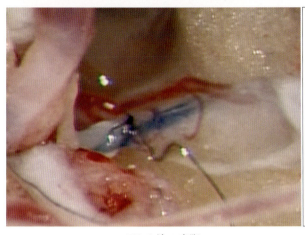
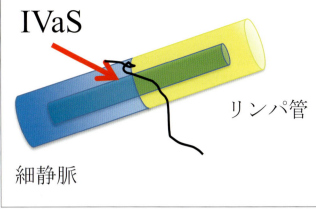

a．IVaS 法の実際　　　　　　　　　　　　　　　b．IVaS 法のシェーマ

図 4．IVaS 法
細静脈とリンパ管の内腔にナイロン糸をステンティングすることにより内腔を確保し，裏がけのリスクをなくす(IVaS, クラウンジュン社製)．

ではLVAで効果が望めるが，NEパターンではLVAでの効果は期待できずLNTなどを考慮する必要がある．

LVA の実際

世界で初めて人に対して行われたLVAは二次性リンパ浮腫の37歳の女性に対してであり，名古屋大学第一外科の山田行男先生により1969年に英文で報告されている．

1．局所浸潤麻酔

皮切部位にエピネフリン添加1%キシロカインを皮内注射する．静脈の走行によっては真皮直下の静脈を吻合に用いることもあるため，それらを損傷しないよう皮内に注射する．通常，皮切ラインはRSTLに沿って2cm以内としているが，皮下脂肪層の厚い大腿部などでは脈管剥離のため追加切開が必要となることもあるので，広めに注射しておく．また時に浅筋膜下の脈管剥離の際に疼痛を訴えることもあるため，エピネフリン添加1%キシロカインを追加で注射できるよう用意しておく．

当科では術野を映す顕微鏡モニターを患者に見えるように配置し説明しながら手術を行っている．患者が実際に線維化やリンパ管の変性・硬化などをモニターを通して見ることは病態把握へつながり，また手術内容の理解が深まるためである．

そのため通常，鎮静は行わずに手術を行っているが希望がある際はプレセデックスなどを適宜使用している．

鎮静を使用しないため手術が長時間となると安静維持による苦痛を生じるので手際よい手術を心がけ，効率よい手術を行うために複数台の顕微鏡を使用し同時に複数部位でのLVAを行っている．術中適宜，安静を解消し体を動かすための小休止を挟み，腰を揉むなどのマッサージを行っている．術中体動を認めることも多々あるが，会話などによる小さな体動であれば手術を進める上で支障とならないが，安静維持の継続により生じるしびれなどの解消のための体動は時に手術の進行の支障となるため，その点においても安静維持により生じる苦痛の予防は大切である．

2．脈管剥離

リンパ管は0.5 mm前後の透明な脈管であり術野が血に染まると同定が困難となるため，基本的には無血野での脈管剥離となるように心がける．剥離に際しては低出力の電気メス(針先型)とマイクロ用の剥離子を用いて行っている．血管およびリンパ管・神経は脂肪隔壁間に存在するため脂肪隔壁間を分け入るように剥離を進めると自ずと細静脈およびリンパ管を同定できる．細静脈は浅筋膜上および浅筋膜下にも認めることが多いが，吻合に適したリンパ管は多くの場合，浅筋膜直下に

あることが多い．そのため，皮切を加えたのち浅筋膜までは主に細静脈を探すこととなる．その際，吻合に適した細静脈は弁による逆流防止効果が効いているものがよい．1mmを超えるような静脈から出ている枝などはリンパ管との口径差にもよるが，弁が効き逆流しづらいことも多く，また中枢側および末梢側を間違えることがなく吻合血管としては使いやすいことが多い．浅筋膜を同定したらまずは広く浅筋膜上を剝離しておくとリンパ管の同定がスムーズに行えるようになる．この際，浅筋膜上を走行する静脈が操作の妨げとなる際は吻合しやすいよう長めにpedicleを取り切離するか，5-0ナイロンなどを通して牽引して術野を確保するとよい．リンパ浮腫の進行度にもよるがリンパ管が拡張している場合などは浅筋膜下に走行しているリンパ管が透見できることもある．浅筋膜上を広く剝離したのちに浅筋膜を切開して，浅筋膜上と同様に脂肪隔壁間を剝離していくとリンパ管を同定できる．吻合に適した細静脈およびリンパ管が同定できない場合は，皮切を延長するか他部位に術野を変更する．

3．吻 合

確保した細静脈およびリンパ管の本数および口径・位置などからなるべくバイパス数が多くなるように吻合方法をデザインする．端々・端側・側端・側々のどの吻合法を選択したとしても，リンパ管と静脈の内膜同士の連続性を確実に形成することが術後の開存率に影響を与えるため非常に重要となる．リンパ管の変性・硬化が進んでおり内腔が狭くなっている際や手技的に不慣れな際などは，IVaS法（図4）を併用するとより確実な吻合を行うことができ有用である．リンパ管は0.5mm前後のことが多く，11-0ナイロンを用いて6~8針で吻合を行うが，0.3mm以下の場合は12-0ナイロンを用いて4~6針で十分である．

4．閉 創

当科では閉創は4-0 PDSによる真皮縫合とステリテープの組み合わせで行っている．真皮縫合の際，吻合脈管が浅い場合などは吻合脈管を巻き込まないように顕微鏡下に真皮縫合を行った方が安全である．

さいごに

リンパ浮腫におけるICG蛍光造影検査はリンパ浮腫の重症度の評価や術前検査として非常に有用なものである．それ以外にもMRリンパ管造影検査やリンパシンチグラフィとは異なり外来ベッドサイドや病棟処置室などで行えるという利便性とリアルタイムに検査結果をモニターを通じて見られるという特徴があるため，患者に説明しながら検査を行えるという利点がある．それにより一般的にはあまり理解されていない，時にその実態の掴みづらさから巷に広がる一人歩きした情報により誤解された"リンパ"というものを自身の身体で体感しながら理解することができる．その上で，自身のリンパ浮腫の程度をモニターを通じて身をもって実感することで漠然と不安を抱いていた"リンパ浮腫"という得体の知れない疾患への患者自身の理解が深まり，日々の圧迫療法などに対する前向きな感情が高まるということが臨床の場ではよく見かけられる．ICG蛍光リンパ管造影を行う際はただ所見を機械的に取るのではなく，所見を丁寧に患者へ説明しながら行うことが医師患者間の信頼関係を築くよい機会となり，患者の疾患に対する治療意欲を引き出す絶好の場となり得ることはぜひ念頭に置いておきたい．そこまでくれば，あとは形成外科医としての力量を発揮するだけである．

参考文献

1) Burnier, P., et al.：Indocyanine green applications in plastic surgery：A review of the literature. J Plast Reconstr Aesthet Surg. **70**(6)：814-827, 2017.
2) Chen, W. F., et al.：Indocyanine green lymphographic evidence of surgical efficacy following microsurgical and supermicrosurgical lymphedema reconstructions. J Reconstr Microsurg. **32**(9)：688-698, 2016.

3) Alander, J. T., et al. : A review of indocyanine green fluorescent imaging in surgery. Int J Biomed Imaging. **2012** : 940585, 2012.

4) Narushima, M., et al. : Indocyanine green lymphography findings in limb lymphedema. J Reconstr Microsurg. **32**(1) : 72-79, 2016.

5) Yamamoto, T., et al. : The earliest finding of indocyanine green lymphography in asymptomatic limbs of lower extremity lymphedema patients secondary to cancer treatment : the modified dermal backflow stage and concept of subclinical lymphedema. Plast Reconstr Surg. **128**(4) : 314-321, 2011.

6) Yamamoto, T., et al. : Subclinical lymphedema : understanding is the clue to decision making. Plast Reconstr Surg. **132**(3) : 472-473, 2013.

7) Yamamoto, T., et al. : Factors associated with lymphosclerosis : an analysis on 962 lymphatic vessels. Plast Reconstr Surg. [Epub ahead of print]

8) Narushima, M., et al. : Intravascular stenting (IVaS) for safe and precise supermicrosurgery. Ann Plast Surg. **60**(1) : 41-44, 2008.

9) Yamada, Y. : The studies on lymphatic venous anastomosis in lymphedema. Nagoya J Med. **32** : 1-21, 1969.

10) Ishiura, R., et al. : Comparison of lymphovenous shunt methods in a rat model : supermicrosurgical lymphaticovenular anastomosis versus microsurgical lymphaticovenous implantation. Plast Reconstr Surg. **39**(6) : 1407-1413, 2017.

◆特集/実践リンパ浮腫の治療戦略

LVA を行う部位の選択について

関　征央*1　梶川明義*2

Key Words：リンパ浮腫(lymphedema)，リンパ管細静脈吻合(lymphaticovenular anastomosis)，超微小外科(supermicrosurgery)，膝上切開法(the Superior-Edge-of-the-Knee Incision Method)

Abstract　四肢リンパ浮腫の外科治療において，LVA はその低侵襲性と比較的早期からの治療効果発現により，治療の第一選択となり得る．しかし，部位の選択が誤っていると，たとえどれだけ多くの LVA を行っても良好な結果を得ることはできない．上肢リンパ浮腫・下肢リンパ浮腫とも，それぞれの患者の浮腫の領域を把握した上で，上肢であれば横方向に離れた複数の部位で LVA を行い，下肢であれば縦方向に離れた複数の部位で LVA を行うことが重要である．本稿ではこれまでの我々の治療経験をもとに，LVA の部位選択のポイントを上肢リンパ浮腫・下肢リンパ浮腫に分けて述べる．また，下肢リンパ浮腫に対する治療効果の高い LVA である膝上切開法についても紹介する．

はじめに

リンパ管細静脈吻合術(lymphaticovenular anastomosis：LVA)は，局所麻酔下に行うことも可能な，リンパ浮腫に対する低侵襲かつ効果的な外科療法である[1]~[3]．浮腫の改善は LVA を行った周囲に限局して認めることが多い．このため下肢全体に浮腫がある場合は，鼠径部・大腿部・下腿部・足部といった各部位で LVA を行うことが必要と考える．リンパ管の細かい走行はそれぞれの患者間で大きく異なっているため，患者ごとにリンパ管の走行を把握する必要がある．近年，ICG 蛍光造影法などリンパ管の走行を可視化する試みやリンパ管・リンパ節解剖研究により，客観的な指標に基づいた LVA 部位選択が可能となってきた．

作成した LVA が術後の中・長期的経過の中で閉塞してしまい，その治療効果を失って浮腫が再燃することもあるため，将来的な閉塞に対する保険的な意味合いで同一部位においても複数の

LVA を行うという考え方もある．一方で，LVA 自体の吻合難易度と吻合に要する時間を考慮すると，顕微鏡下での極めて繊細な手術を多数部位で行い続けることは人員的・時間的な限界もあり，複数の LVA を行える施設は限られる．そこで筆者らは，リンパ管の変性度とリンパ液の流量に着目し，リンパ流量が多く，中・長期的にも閉塞しにくいリンパ管で LVA を行うことが重要と考えている．

本稿では，我々が上肢・下肢リンパ浮腫に対して LVA を行う際の切開部位選択法の概要を中心に，切開部位選択のポイントについて述べる．また，この考え方から下肢リンパ浮腫に対し我々が特に有用と考える治療効果の高い LVA である膝上切開法(the Superior-Edge-of-the-Knee Incision Method)についても紹介する．

LVA の目的と部位：
増悪を食い止めるのか，浮腫を改善させるのか

リンパ浮腫では，リンパ液が貯留することによりリンパ管の変性が進行し，線維化によって内腔が狭小化し，リンパの流量が減少することでさらに浮腫が進行する[4][5]．この負の連鎖を断ち切ると

---

*1 Yukio SEKI, 〒216-8511　川崎市宮前区菅生2-16-1　聖マリアンナ医科大学形成外科，助教
*2 Akiyoshi KAJIKAWA, 同，主任教授

いう意味で，リンパ浮腫の増悪の予防のためには，比較的吻合の容易な部位で，LVA を 1 か所行うだけでも効果は期待できる．しかし，LVA による浮腫の改善効果は，吻合部周囲に限局する傾向があり，例えば下肢では大腿部・下腿部・足部のように離れた複数箇所で LVA を行う方が，治療効果は高いと考えられる．

上肢と下肢のリンパ浮腫の違い

上肢と下肢では LVA の部位選択を含め治療戦略が大きく異なる．下肢リンパ浮腫に対し，縦走するリンパ管の走行ライン上で LVA を行った場合，縦方向遠方の上流や下流への効果は限定的であるが，横方向を含んだ吻合部周囲での浮腫改善が得られる．しかし，上肢リンパ浮腫に対し，縦走または斜めに縦走するリンパ管の走行ライン上で LVA を行った場合，縦方向遠方に及ぶ下流で LVA 治療効果が得られることが多く，部位によっては縦方向遠方に及ぶ近位例にも治療効果が得られる．その一方，上肢の LVA では横方向を含んだ吻合部周囲の改善が得られにくく，尺側で LVA を行った場合に橈側の浮腫が残ることが多く，背側で LVA を行った場合に掌側の浮腫が残ることも多い．

我々は，上肢と下肢の LVA の効果の違いを説明する仮説として，下肢における側副リンパ路の優位性を考えている．歩行を獲得してから常に重力に抗してリンパ液を駆出し続けなければならない下肢ではリンパ液が貯留しやすい環境にあるため，健常人においても横方向のリンパ管の側副路が発達しやすい．そのため下肢で LVA を行うと，横方向に存在するリンパ側副路を介して LVA の治療効果は横方向に広がりやすい．それに対し，重力に抗する必要の少ない上肢においては，元来，横方向の側副リンパ路が発達していないため，後天的に上肢リンパ浮腫を発症した場合も，LVA の治療効果は横方向に及びにくいと考えられる．

上肢 LVA における部位選択のポイント

上肢では，創部が目立つ手背や手関節部での

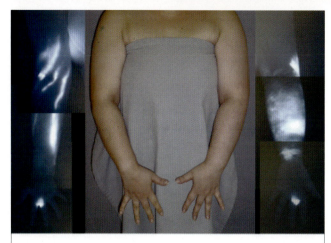

図 1.
通常上肢では，右健側の ICG 蛍光リンパ管造影にみられるように，特に前腕で横方向に複数の系統のリンパ管走行を認める．本患者では左前腕の掌側・背側・尺側領域に stardust pattern を認め，各々の領域で LVA を要した．

LVA は行わない．上肢では，LVA の効果が縦方向に及びやすいため，前腕部で LVA を行っても手指，手関節部の浮腫に対する治療効果が得られる．しかし横方向の LVA 効果の広がりは意外に少ない．そのため手指のみから浮腫を発症するタイプのリンパ浮腫に対しても，前腕部に複数の LVA を行うことで効果がある．

前腕部における LVA 部位選択のポイントは，掌側と背側，尺側と橈側に分けて，リンパ浮腫の状態を把握することである（図 1）．その上で浮腫を認める横方向のエリアそれぞれで LVA を行う．

上腕部では LVA によって上肢の広範囲の浮腫の改善が得られやすい．しかし，上腕部の LVA には解決すべき問題が多い．まず，扱い易い浅層のリンパ管の多くが 0.20 mm 以下と細いこと，次に比較的太い浅筋膜下のリンパ管も多くは 0.40 mm 以下であり深部での同定が困難なこと，最後に上腕部の皮下静脈は非常に太く，細いリンパ管と口径差が大きく，吻合が難しい．上腕で有効な LVA が行えればよいが，難易度も高く，時間をかけて行った上腕の LVA の効果が見られないことも稀ではない．現在，上腕での有効な LVA 法を開発すべく，多くの試みが行われている．

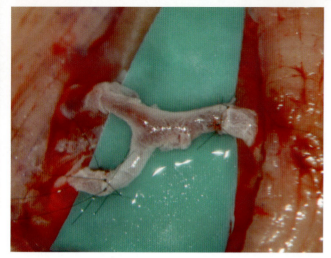

図 2.
足背部で LVA を行う場合や，特発性下肢リンパ浮腫の患者に対し膝より遠位で LVA を行う場合は，リンパ管の末梢側のみでなく中枢側も吻合を試みる．切断したリンパ管遠位断端(右)とリンパ管近位断端(左)をそれぞれ静脈の分岐部で吻合した．

下肢 LVA における部位選択のポイント

　下肢リンパ浮腫においては，縦方向の複数の部位で LVA を行うことが基本で，我々は鼠径部・大腿部・下腿部・足部に分けて治療を行っている．

　下肢の LVA では，切断したリンパ管の末梢側断端だけでなく，近位側断端でも LVA を行うべきかという問題がある．重力に抗している下肢であっても，リンパ管の弁が正常に機能していれば，切断したリンパ管の近位方向から逆流してくるリンパ液量は少ないため，リンパ管の近位側断端でLVA を行っても効果が限定されるだけでなく，吻合部の流量が少ない状態では開存すら保てなくなる可能性が高い．よって多くの場合，リンパ管近位側断端での LVA は必要ないと考えている．例外として近位側断端の LVA が有用と考えられるのは，足部での LVA と特発性下肢リンパ浮腫に対する LVA である．足部でリンパ管の遠位側断端のみ LVA を行うと，浮腫の改善は吻合部遠位の小範囲に限局しやすいが，遠位断端側と近位断端側をそれぞれ静脈と吻合すると(図2)，より広い範囲で治療効果が得られやすい．適当な分岐を持つ静脈が得られない場合は，λ 型吻合を行うことで，いずれの場合もリンパ管を流れる全リンパ液を静脈に流入させることができる[6]．なお，特発性下肢リンパ浮腫は，下肢遠位の足関節周囲からリンパ浮腫が発症するため，何らかのリンパ管弁機能障害を有すると示唆される．手術時も近位断端からのリンパ液流出が多いため，可能な限り近位側断端でも LVA を行う．

　足部では，足背のリンパ管は切開部位から数 mm の深さに存在するため，容易に同定できる．皮下静脈も細く，枝も含めて丁寧に剝離すれば，リンパ管と口径差が少ない静脈を確保でき，吻合も容易である．

　下腿部でも，リンパ管は比較的浅層に存在し同定しやすい．口径差の少ない静脈が確保できれば，吻合自体の難易度は高くない．しかし下腿部では，静脈の同定が困難なことが多く，切開を延長する可能性もあるため，あらかじめ超音波検査などで周辺の静脈の位置を確認しておくことが望ましい．

　大腿部における LVA は最難関である．続発性リンパ浮腫では，基本的に下腹部から鼠径・大腿・下腿・足関節以遠へと徐々に浮腫が進行するため，ごく初期の患者を除くほとんどの患者が大腿の浮腫を認めている．しかし，大腿部の浮腫に関しては，下肢の別領域の LVA では改善が得られにくいため，大腿部での LVA が必要となる．大腿部では，浅筋膜上の浅層に存在するリンパ管でも，豊富な脂肪組織の中から探索する必要がある．治療効果が高い浅筋膜下の深部に存在するリンパ管の同定はさらに困難で，狭く深い創内でそこに存在しているかもわからないリンパ管を探索することは容易ではない．大腿部の LVA においても浮腫の減少は吻合部周囲に限局されることが多いが，後述する膝上切開法を用いれば，下肢の広い範囲での治療効果が得られる．

　鼠径部での LVA は比較的難易度が高い．浅層ではリンパ管の拡張は認められず，0.40 mm 以上のリンパ管が同定できることは少ない．浅筋膜下のリンパ節周囲では，比較的太い輸入リンパ管が同定できる．皮下静脈は比較的細く同定に苦労することが多い．輸出リンパ管を用いた LVA であ

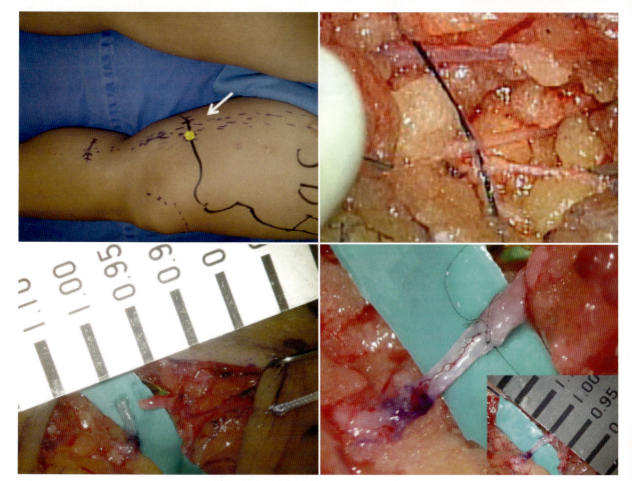

図 3. 膝上切開法(参考文献 8 より転載)

a：膝上切開法は，仰臥位で患者が足の軸を垂直にした状態で，膝蓋骨上縁に平行な直線と，大腿部内側正中線との交点を起点とし，後方に向かう 2.5 cm の皺に沿った切開から行う．
b：この部位では浅筋膜下の皮膚から 1.5〜3.0 cm の深さに，目的とするリンパ管を同定できる．脂肪をかき分け血管剝離子ですくいあげたリンパ管は，見失いやすいので 3-0 ナイロンを用いて確保し，近位側を十分に剝離し近位端で切離する．
c：リンパ管径は 1.00 mm と太く，断端からは豊富なリンパ液が排出されている．この部位で同定できる静脈は弁を有し，クランプしなくても出血しないことが多い．
d：Patency test でリンパ flow が確認できる程に，流量の多い LVA が作成できた．

る ELVA(efferent lymphatic vessel anastomosis)も報告されている[7]．輸出リンパ管は，輸入リンパ管よりも太いため吻合自体は容易だが，輸出リンパ管はリンパ節の裏面や深部に存在するため，剝離の際にリンパ節から出血しやすく，その難易度は比較的高い．術後血腫やリンパ節に流入する輸入リンパ管を広範囲で傷つけてしまうリスクもあるため，ELVA は習熟者が行うことが望ましい．

下肢リンパ浮腫に対する膝上切開法

上述のようにリンパ管の走行は患者により様々であるが，我々は全患者でリンパ管走行が一致している部位を膝上内側で発見し，かつ同部位で浅筋膜下のリンパ管のみを選択的に用いて LVA を行うことで高い治療効果が得られる，the Superior-Edge-of-the-Knee Incision Method(膝上切開法)を報告した[8]．膝上切開法の部位では，浅筋膜下に比較的変性が少なく，流量の多いリンパ管が同定できる(図 3)．しかし，特に重症の患者においては，膝上切開法の部位であっても変性したリンパ管しか存在していない場合がある．しかし，それら変性したリンパ管を用いて LVA を行って

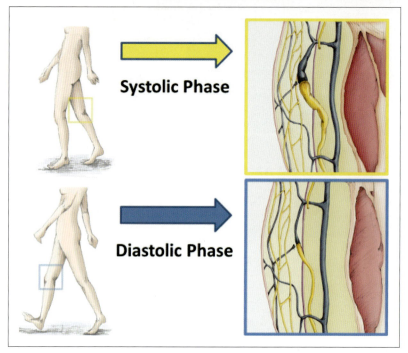

図 4. 膝上切開法の治療理論(参考文献 8 より転載)

膝上切開法の切開部においては，通常歩行時の膝関節運動によって，軟部組織が圧排される systolic phase と，軟部組織の圧が解放される diastolic phase の 2 つの phase が生じる．LVA のリンパ管側において，systolic phase にはリンパ管の弁作用により遠位方向へのリンパ液逆流は生じないため，リンパ液は LVA 吻合部のある近位方向のみに駆出される．また diastolic phase には，拡張しようとするリンパ管内に遠位方向のリンパ液が満たされる．一方，LVA の静脈側では systolic phase に静脈は圧排されるものの，静脈弁の存在により LVA 吻合部への血液の逆流は生じない．さらに diastolic phase には静脈が拡張する際に LVA 吻合部を介しリンパ液を引き込むことで LVA を通過するリンパ流量が増大すると考えられる．

も，本法はなお高い治療効果を持つ．そのことから，治療理論として歩行時の膝関節運動が，浮腫により変性したリンパ管に代わるリンパ液輸送の新しい力源になっていると考えている(図 4)．膝関節運動により，この部位では軟部組織に常に加圧と減圧が交互に生じるため，深筋膜と浅筋膜に挟まれたリンパ管からリンパ液は駆出され，加圧時に圧排された吻合静脈は拡張する際に遠位からのリンパ液を引き込む．

膝上切開法では，わずか 1 吻合であっても鼠径部から下腿までの広い範囲で治療効果を得られるため，軽症例では膝上切開法 1 吻合のみでの治療も可能となる．しかし，膝上切開法の治療効果は足関節より遠位には及ばない．そのため足関節以遠に浮腫を認める患者に対しては，膝上切開法に加え，足部または下腿部での LVA が必要になる．

本法の欠点としては，深部でリンパ管を同定するまでに時間を要することと，切開部が決まっているため同じ患者には基本的に 1 度しか手術が行えないことである．再手術を同じ切開部から行っても，リンパ管の同定は瘢痕に阻まれ困難となり，LVA 吻合が行えても長期的な開存が保てる可能性は低い．そのため我々は，膝上切開法を行う際は，どれだけ時間を要してでもリンパ管を同定するまで行い，LVA を完結するようにしている．本法を行う際のポイントとしては，浅筋膜を破って深部のリンパ管を同定する際，浅筋膜にあける穴の直径を大きくしすぎないことである．リンパ管を同定しやすくするために大きな穴を浅筋膜にあけてしまうと，膝関節運動時にリンパ管に十分な圧力がかからないため，通常の LVA と同様の効果しか得られない．最後に本法の適応については，

ICG 蛍光造影法で大腿に stardust pattern を認めるケースで行うべきと考えている．側副リンパ路である splash pattern が出現したばかりの Leg Dermal Backflow stage I までの軽症例では，本法で用いるリンパ管は独立してリンパ輸送を担っている可能性があり，吻合に失敗した場合に浮腫が増悪するリスクがある．

ICG 蛍光造影法を用いた LVA 部位選択

1．Linear pattern の意義

ICG 蛍光造影法は，今まさに機能しリンパ液を輸送しているリンパ管をダイナミックに観察することが可能で，LVA に用いるリンパ管の同定法としては現時点で最も優れた方法の1つである．リンパ液に含まれる ICG がリンパ管内で蛍光を発し，リンパ管が線として確認できる部位で同定したリンパ管であれば，少なくともリンパ液を能動輸送するだけの機能が残存している[9]．そのため linear pattern を示すリンパ管は，比較的変性が少なく，吻合も行いやすい場合が多く，ICG 蛍光造影法における linear pattern 部は積極的に LVA を行うべき部位である．

2．Linear pattern の同定法と LVA 部位選択

上肢・下肢に関わらず，リンパ浮腫を認めている患肢において linear pattern を同定できるケースは限られる．中等症以上のリンパ浮腫患者では，リンパうっ滞所見である stardust pattern により linear pattern が隠れてしまったり，重症例においては機能的リンパ管が廃絶してしまうためか，全く linear pattern が確認できないことも多い．ICG の注射後当初は linear pattern が確認できていたが，時間経過とともに stardust pattern が出現し，linear pattern が埋もれて見えなくなることもあるため，ICG を注射した直後から約 15 分間 ICG 蛍光造影法による観察を続けることで，stardust pattern が広がる前に linear pattern を同定できる（図5）．

Linear pattern の近位端が stardust pattern になってしまうポイントでは，stardust pattern の

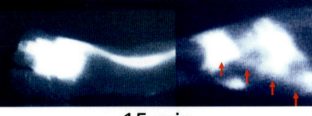
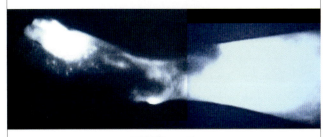

図 5.
ICG を趾間に注射して 15 分後では stardust pattern が広がりつつある中に linear pattern（赤矢印）が確認できる．しかし，120 分経過した時点では，linear pattern は stardust pattern に埋もれて確認できない．

直前の遠位側までは機能的であったリンパ管が，近位側のリンパ管変性などの問題により機能低下に陥り，stardust pattern 部にリンパが貯留していると考えられる．この境界部で LVA を行うと高い治療効果が得られやすく，この部位では貯留したリンパ液のドレナージが集中的かつ効率的に行えると考えられる．

なお，側副リンパ路である splash pattern 部では，LVA の治療効果が低いことが多いため，特定の場合を除いて行わない方がよい．

3．Stardust, diffuse pattern 部での LVA 部位選択

Stardust pattern 部を走行するリンパ管の同定は基本的に困難である．リンパ管の走行は患者ごとに異なり，同定は術者の経験と直感に頼らざるを得ない．そこで我々は，健側（または軽症側）においても ICG 蛍光造影法を行うことで，健側の mirror image から患側のリンパ管の位置同定を試みる predictive lymph mapping 法を用いて良好な結果を得ている[10]．この方法でリンパ管の走行を同定すると，浮腫が増悪し，患肢が太くなる

につれ，リンパ管はより内側または外側に変位することがわかった．この方法を繰り返すことで，stardust pattern 部のリンパ管の走行も，健側のリンパ管走行からある程度，予測できるようになった．

Diffuse pattern 部では，高度に変性したリンパ管しか同定できず，リンパ管内腔の同定も困難で，吻合の難易度は極めて高い．また，吻合を行えたとしても，効果は他部位よりも相当に低いと考えられている[11]．

最後に

四肢リンパ浮腫に対する LVA において，切開部位は治療効果全体に大きな影響を与える key point と言える．基本的には複数の部位での LVA が推奨されるが，上肢と下肢では LVA を行う部位の選択方法は大きく異なる．本稿では，現時点で我々が行っている部位選択のポイントをまとめたが，LVA 部位選択におけるエビデンスの構築は今後の課題である．今後，LVA のより効果的な治療戦略が開発されることを期待したい．

参考文献

1) Yamada, Y.：Studies on lymphatic venous anastomosis in lymphedema. Nagoya J Med Sci. **32**：1-21, 1969.

2) O'Brien, B. M., et al.：Microlymphaticovenous anastomoses for obstructive lymphedema. Plast Reconstr Surg. **60**：197-211, 1977.

3) Chang, D. W.：Lymphaticovenular bypass for lymphedema management in breast cancer patients：A prospective study. Plast Reconstr Surg. **126**：752-758, 2010.

4) Koshima, I., et al.：Ultrastructural observations of lymphatic vessels in lymphedema in human extremities. Plast Reconstr Surg. **97**：397-405, 1996.

5) Mihara, M., et al.：Pathological steps of cancer-related lymphedema：Histological changes in the collecting lymphatic vessels after lymphadenectomy. PLoS One. **7**：e41126, 2012.

6) Yamamoto, T., et al.：Lambda-shaped anastomosis with intravascular stenting method for safe and effective lymphaticovenular anastomosis. Plast Reconstr Surg. **127**：1987-1992, 2011.

7) Yamamoto, T., et al.：Efferent lymphatic vessel anastomosis：supermicrosurgical efferent lymphatic vessel-to-venous anastomosis for the prophylactic treatment of subclinical lymphedema. Ann Plast Surg. **76**：424-427, 2014.

8) Seki, Y., et al.：The superior-edge-of-the-knee incision method in lymphaticovenular anastomosis for lower extremity lymphedema. Plast Reconstr Surg. **136**：665e-675e, 2015.

9) Yamamoto, T., et al.：The earliest finding of indocyanine green lymphography in asymptomatic limbs of lower extremity patients secondary to cancer treatment：The modified dermal backflow stage and concept of subclinical lymphedema. Plast Reconstr Surg. **128**：314e-321e, 2011.

10) Mihara, M., et al.：Predictive lymphatic mapping：A method for mapping lymphatic channels in patients with advanced unilateral lymphedema using indocyanine green lymphography. Ann Plast Surg. **72**：706-710, 2014.

11) Yamamoto, T., et al.：Factors associated with lymphosclerosis：An analysis on 962 lymphatic vessels. Plast Reconstr Surg. 2017；Jun 12［Epub ahead of print］

◆特集／実践リンパ浮腫の治療戦略

外来・局所麻酔下の LVA

橋川　和信*

Key Words：リンパ管静脈吻合(LVA)，リンパ浮腫(lymphedema)，マイクロサージャリー(microsurgery)，局所麻酔 (local anesthesia)，外来手術(outpatient surgery)

Abstract　手術用顕微鏡下リンパ管静脈吻合術(LVA)の開発とその後の "supermicrosurgery" の発展は，リンパ浮腫の治療を大きく前進させた．LVA は術式が単純で，身体への侵襲範囲が小さく，出血量も少ない．手術の侵襲度は決して高くないことを考慮すれば，局所麻酔下の手術や，場合によっては外来手術も可能なはずである．その妨げになっているのは，麻酔法に関しては手術時間が長くなる可能性があること，入院の是非に関しては麻酔法に加えて術後安静の問題があると考えられる．後者については，自宅で安静にできる環境にあるなら，自験例では外来手術でも大きな問題はない．前者については，様々な角度から手順の無駄を省くことで解決できる．本稿では，手術操作の質を維持したまま手技と意思決定の効率化を図るという観点から，外来・局麻下に行う LVA の実際について詳述する．

はじめに

　手術用顕微鏡下リンパ管静脈吻合術(LVA)の開発[1)2)]とその後の "supermicrosurgery"[3)] の発展は，リンパ浮腫の治療を大きく前進させた．特にがん治療後に生じる続発性リンパ浮腫は，リンパ管の閉塞や狭窄などが原因であり，物理的通過障害によるリンパ液のうっ滞が病態であるとされる．実際にはリンパ浮腫患者の生体内ではもう少し複雑な現象が起きていると考えられるが，治療の方針としてうっ滞したリンパ液の排出を第一に考えるのは当然のことである．リンパ液を静脈に誘導するという LVA の単純な治療原理は，もともとリンパ液は最終的に静脈血に合流することからある意味で生理的であり，本邦でも医療者と患者の双方に広く受け入れられている[4)5)]．

　現在の状況は，LVA の普及に伴って治療奏効例が増え，そのことが患者や専門外医療者への啓

発を進め，その結果治療を受ける患者が増えるという好循環が起こりつつあると考えられる．ある手術の施行件数が増えれば，術式や管理方法をより低侵襲な方へ進化させていきたいと考えるのは外科医の本能だと思われるが，LVA はそもそも侵襲範囲が小さく，術式も単純なため低侵襲化には限界がある．しかし単純な手術であるなら，効率化を図ることによって周術期管理を簡素化し，局所麻酔（局麻）による手術，場合によっては外来手術も可能になるはずである．本稿では，外来・局麻下 LVA の実際について述べる．

外来・局麻下 LVA の適応症例

1．適応に関する考え方

　局麻で LVA を行う場合，外来であっても入院であっても，時間的制約のため全身麻酔（全麻）に比べると吻合できる箇所が少なくなる．これ以外の医学的な短所はほとんどなく，全麻の場合と同じ方法で手術することができる．したがって適応または限界を定めるのは必要十分な吻合数の見積りということになるが，現時点で根拠を持ってこ

---

*　Kazunobu HASHIKAWA，〒650-0017　神戸市中央区楠町 7-5-2　神戸大学大学院医学研究科形成外科学，准教授

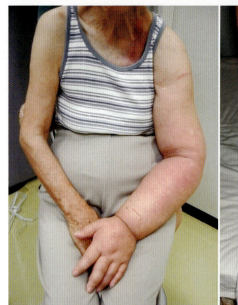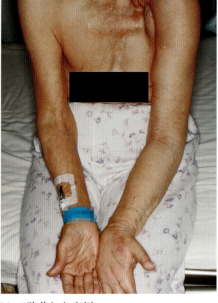

図 1. 1 か所の LVA で改善した症例
a：78 歳，女性．13 年前に左乳癌の根治切除術を施行され，約 10 年前から左上肢の浮腫を認めていた．上肢の重みのため左肩関節は脱臼し，正中神経の麻痺を生じている．浮腫は著明であるが，皮膚の硬度はそれほど進行していない．左上肢の蜂窩織炎を繰り返しており，常に患肢皮膚の熱感がある．この症例に対して，局麻下に左肘関節の 1 か所で LVA を施行した．
b：術後 1 年の状態．まだ上肢周径の左右差があり，圧迫療法を継続しているものの，浮腫は改善した．肩関節脱臼は自然に軽快したが，正中神経麻痺は残存している．

れを求める方法は開発されていない．したがって，全麻や入院を避けたいという患者の事情や希望も外来・局麻下 LVA の適応を決める基準となる．

そもそも局麻下 LVA を多くの症例で行うようになったきっかけは，比較的重症のリンパ浮腫が 1 か所だけの LVA で改善した症例を経験したことである（図 1）．同様な症例をその後も数多く経験している．この現象の理由については機会をあらためて論じることにするが，血液検査に反映されないような軽度の局所慢性炎症が主な病態修飾因子となっている症例が思ったよりも多く，このような症例では LVA を機に炎症が沈静化して治療効果が得られるのではないかと考えている．LVA 施行後にリンパ管炎・蜂窩織炎の頻度が激減する症例が多いこともこのことを支持する．

また，少ない吻合数によって症状を改善させるには，保存的治療（複合的治療[6]）との組み合わせが必須になる．経験上は，少数箇所の LVA で改善するのは複合的治療のコンプライアンスがよい症例である．

2．適応症例（表 1）

これらのことから，医学的あるいはその他の事情により入院そのものや全麻下手術が難しい症例，慢性炎症によって浮腫が修飾されていると考えられる症例，術後も複合的治療を継続することが可能な症例は，外来・局麻下 LVA のよい適応になると考えている．

LVA 自体の適応がある症例なら絶対的な非適応とはならないが，疼痛性疾患や神経疾患，心・肺疾患などのため手術ベッド上で同じ体勢をとり続けることが困難な症例，遠方に住んでいるなどの理由で帰宅後にトラブルが生じた際の診療協力病院が確保できない症例，育児や介護などのため自宅での安静が困難な症例などは入院・全麻下 LVA をすすめている．

表 1. 外来・局麻下 LVA の適応

よい適応となる症例
　① 様々な事情から入院できない症例
　② 全身的な問題で全麻下手術が困難な症例
　③ 年に数回以上リンパ管炎・蜂窩織炎を起こす症例
　④ 浮腫の強さの割に皮膚の硬度が高くない症例
　　（炎症によって修飾されている可能性がある）
　⑤ 複合的治療を定期的に受けていて，術後も継続する意思がある症例

入院・全麻下 LVA が望ましい症例
　① 手術ベッド上で同じ体勢をとり続けることが困難な症例
　② 帰宅後にトラブルが生じた際の診療病院が確保できない症例
　③ 育児や介護などのため自宅での安静が困難な症例

手術の実際

　以下に手術の実際について述べる．手術操作自体や手順については，ほとんど全麻下 LVA との違いはない．すでに LVA の術式についての概要は報告したが[5]，局麻下に施行するために少しずつ無駄を省いてきたので，可能な限り詳しく述べる．外来・局麻下に LVA を行ううえで最も大切なことは，手術操作の質を全麻下と同じレベルに維持することであるが，その他に要点が 3 つある．

　① 外来手術として行うため，全体の流れをできるだけ単純化かつルーチン化して予期せぬトラブルを未然に防ぐよう努める．

　② 術中の尿意対策が重要である．女性患者が多いこと，LVA によって一定量のリンパ液が静脈内に流入することなどが原因と考えられるが，これまでに数回ベッド上で排尿してもらったことがある．こうなると医療者・患者双方の集中力が切れてしまうため，可及的に避けるべきである．手術室の滞在時間が 120 分を超えないようにする．

　③ ②にも関係することだが，手術時間が長くなると患者が同じ体勢を維持できなくなってくる．顕微鏡下の操作を確実に行うためにも，長くても 90 分を超えないことを目安にして効率的に作業を進める．慣れれば時間内に 2～3 か所で LVA を行うことも可能である．

1．術前～術当日来院～手術室入室

A．炎症所見

　複合的治療を通常通り継続した状態で手術に臨む．当日来院時に局所の熱感・発赤などの炎症所見が認められても予定通り手術を行うが，体温上昇や局所の疼痛を伴う場合は手術を延期する．一方で，リンパ浮腫以外の原因による局所の炎症性病変については，当日までに可能な限り治療を済ませておく（例：下肢であれば陥入爪などによる爪囲炎や足白癬など）．

B．常用薬，術前投与薬

　抗がん剤投与中は原則として LVA を施行していない．他の薬剤については，用法・用量の変更なしで手術を施行している．最近は抗凝固薬や抗血小板薬を服用している患者も多いが，中止しなくても大きな問題はない．術後は独歩で帰宅してもらうため，鎮静剤などは術前も術中も投与していない．

C．その他

　食事も含めて通常通りの生活を送ってから来院してもらう．来院後，手術室入室までにトイレを済ませるよう伝えておく．

2．手術室入室～執刀開始

A．切開部位の決定

　おおまかな切開部位は局所の状態をもとに手術日以前の外来で予め決めておく（鼠径部，大腿，下腿，足など）．手術室に入室したらすぐに，リンパ管の蛍光造影を目的としてインドシアニングリーン（ICG）とパテントブルー，2%リドカイン（エピネフリンなし）の 1:1:1 混合液を切開予定部位の数センチ以上遠位に 0.5 ml 程度注射する．パテントブルーで染色しているのは，皮膚切開後は顕微鏡下の直接観察が最も頼りになるからである．真皮よりも皮下脂肪層に注射する方が速やかにリン

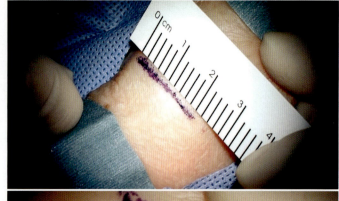
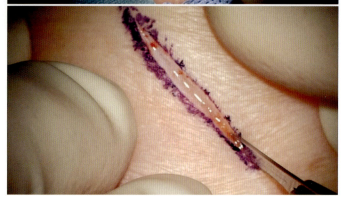

図 2.
皮膚切開
a：まず 2～3 cm ほど切開して皮下を剥離し，必要に応じて切り足していくようにすれば，多くの場合で 4 cm を超えずに済ませることができる．
b：皮膚切開時に皮溝に沿うようにすると，術後の瘢痕が目立ちにくくなる．結果的に直線上の切開にならないことが多いが問題ない．真皮直下の静脈を吻合静脈として用いることもあるため，メスによる切開は真皮最深層までに留めておく．

※図 2～図 7 までは，同一症例・同一箇所の手術における一連の写真である．

パ管へ移行するが，太めの静脈内に入ってしまうことがあるので，真皮直下に注射するようにしている．

注射後に赤外線カメラで観察し，リンパ管と思われる線状の造影像が認められたらマーキングしておく．経験上はリンパ管がきれいな線状に造影される症例はそれほど多くないので，あまり長い時間をかけ過ぎないようにしている．また，流れが比較的速くてまだらに造影されているようにみえるのはたいてい静脈である．ICG による蛍光造影でリンパ管が同定できなかった場合は，解剖学的知識をもとに切開部位を決める．四肢の場合，リンパ管の多くは有名皮下静脈の近傍にあるため，それらの周囲を切開することになる．

切開部位を決めたら，術者の手洗いの前に油性ペンや皮膚マーカーなどでマーキングしておく．可能であれば，この時にエピネフリン加リドカインなどで局所麻酔をしておくと時間を節約できる．経験上は，エピネフリンが脈管攣縮を引き起こして困ったことはない．

B．モニター・ルート類

切開部位決定作業と並行して心電図計や血圧計，パルスオキシメーターなどのモニター類を装着しておく．緊急時の速やかな対応が可能な状況であれば，術中の尿意対策のため静脈ルートを確保せずに手術をしている．何らかの事情で静脈ルートを確保する時は，ルート維持のための点滴の速さを最小限にしておく．

C．術野の消毒

術者の手洗いが終わったら，助手と手分けして術野の消毒とドレーピング，手術用顕微鏡の位置決めを行う．体が冷えすぎると尿意が強くなるため，切開予定部位の周囲だけを消毒し，他はドレープで覆ってしまうようにしている．

3．執刀開始～手術終了

A．皮膚切開（図 2）

皮膚切開から閉創まで，すべてを手術用顕微鏡下に行う．皮膚切開時に皮溝に沿うようにすると，術後の瘢痕が目立ちにくくなる．真皮直下の静脈を吻合静脈として用いることもあるため，メスによる切開を真皮最深層までに留めておく方がよい．外来・局麻下に行う場合は，皮膚切開があまり長くならないように気を配る．まず 2～3 cm ほど切開して皮下を剥離し，必要に応じて切り足し

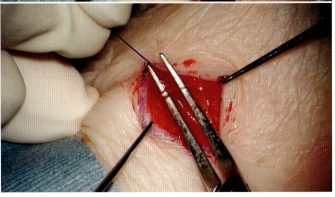

図 3.
吻合用リンパ管の確保
　a：愛護的な剥離操作を心がければ，リンパ管が見つからなくて困ることはそれほど多くない．鉗子で裏面を剥離しているのが淡青色に染まったリンパ管である．吻合に適する集合リンパ管は浅筋膜の直下にあることが多いが，この症例のように浅筋膜よりも浅層に存在することもある．
　b：リンパ管はほとんど分枝を出さないので，比較的長く全周性に剥離して自由度を高めておくと吻合操作が簡単になる．見失わないようにモノフィラメント糸でマーキングしておく．

ていくようにすれば，多くの場合で 4 cm を超えずに済ませることができる．

B．吻合用リンパ管の確保(図 3)

真皮最深部から先は剥離用鉗子で鈍的に剥離を進めていく．吻合に適する集合リンパ管は浅筋膜の直下にあることが多いが，リンパ浮腫罹患歴が長くなるほどリンパ流が変化しているため，浅筋膜より浅い層でも吻合に向いているリンパ管が見つかることもある．また，そもそも同定が容易な浅筋膜が存在するのは上肢では橈側皮静脈と尺側皮静脈の周囲，下肢では大伏在静脈と小伏在静脈の周囲に限られるため[7]，浅筋膜に拘りすぎるのは得策でない．また，15 分程度探しても見つからない時は，切開を延長するか他部位を切開する方がよい．

リンパ管を見つけるコツは，愛護的な操作をすることに尽きる．先の太い鉗子や剪刀では繊細な皮下組織剥離が難しくなり，結果的にリンパ管を同定しにくくなる．また，筋鈎や通常の開創器などで創部の遠位側を強く圧迫するとリンパ流が途絶え，リンパ管が細くなって見つけにくくなる．細めの筋鈎で定期的に緩めながら開創するようにす

るか，眼科手術用の開瞼器などを用いるようにするとよい．ICG と同時に色素(パテントブルーなど)も注射していれば，リンパ液が淡青色に染まるので，慣れれば蛍光造影法と遜色がない感度で顕微鏡視野下にリンパ管を同定できるようになる．なかなか見つからない時は，すべての筋鈎や開創器を緩めて 1 分程度待ち，適宜創部の遠位をマッサージするとリンパ液が流れてわかりやすくなる．神経との鑑別は，本来神経はやや光沢のある白色であることから可能であるが，口径が小さくなるに従い神経の光沢が失われていくこと，リンパ管は変性が進むと白色に近付いていくことから，判断に悩むこともある．判断できない時は神経が細い時なので，切って断端を確認してみるのも一法である．これくらいの径の神経は通常の手術では切断しており，術後の神経障害で困ることはない．

C．吻合用静脈の確保(図 4)

実際には吻合静脈の確保に困ることが多いので，口径 0.3 mm 以上の静脈は温存しておき，深部の剥離の妨げになる時は最も細いものから切断するようにしている．切断する時は念のため創部

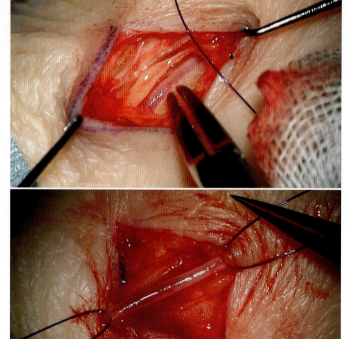

図 4.
吻合用静脈の確保(端側吻合)
 a：静脈の剥離操作も可能な限り愛護的に行う．この症例では端々吻合に適する口径の静脈が見つからなかったため，浅筋膜よりも深層にある皮静脈と端側吻合することにした．
 b：静脈血流を遮断するためのクリップを用いていない．2本のモノフィラメント糸で遮断すれば，内皮の損傷を最小限にすることができる．

の最遠位で切って，いざとなれば端々吻合で利用できるようにしておく．端々吻合に適する静脈がない場合は，比較的太い静脈を端側吻合用に確保する．

D．静脈とリンパ管のセッティング(図5)

端々吻合でも端側吻合でも，確実な吻合操作がなされれば大きな違いはないという印象を得ている．ただしリンパ管を「側」，静脈を「端」とする側端吻合は行っていない．血小板を含む血液がリンパ節に流入した場合に生じる現象について，未だ不明な点が多いからである．同じ理由で，端々吻合の際に近位側リンパ管断端を静脈に吻合することもしていない．吻合するリンパ管と静脈を選ぶ基準は，まずリンパ管のリンパ液流量，次に確実な吻合が可能な配置かどうかである．特にLVAでは細い縫合糸を用いることが多いため，術後のトラブルを防ぐためにも吻合後の緊張が強くなる配置は避けている．

吻合するリンパ管と静脈が決まったら，吻合の準備に移る．血管吻合と異なり，術中に血栓が生じて困ることはまずなく，硬化変性した動脈を縫合するような特殊な技術も要しない．問題は口径が小さいことと壁が薄いことである．これは環境づくりで解決できるので，脈管の断端がよく見えて操作しやすいようにセッティングする．バックグランドシートを用いたり，吻合部が水平になるようガーゼや不織布などを用いたり，通常の血管吻合と同様のことを適確に行う．

E．吻合操作(図6)

適切にセッティングされた場合，もともと必要な針数が少ないため，スムーズに行けば5分程度で吻合操作が終わることもある．速やかに吻合を終わらせるコツは，適確なセッティングに加えて，クリップ(クランプ)を用いないこと，直針を用いて後壁から吻合することである[8]．

細い脈管の内皮を傷めることは望ましくないため，原則として血流やリンパ流を遮断するためのクリップは用いていない．LVAで吻合するような細い静脈は圧が低いうえに弁の存在もあって，吻合困難になるほど血液が逆流することはあまりない．一方リンパ液はもちろん吻合中も流れ出てくるが，透明な液体が腔を拡げている状態になるのでむしろ吻合しやすくなる．クリップを使わないようにすると，手間が省けるだけでなく，脈管

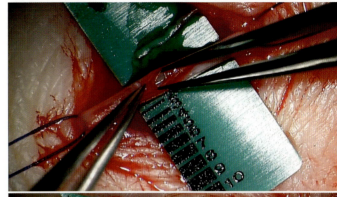
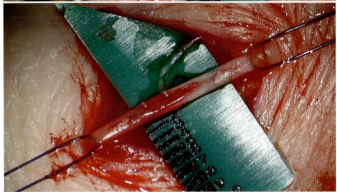

図 5.
静脈とリンパ管のセッティング（端側吻合）
　a：端側吻合の「側」となる静脈に側孔を開ける時は，先端の細い鑷子で広げるようにすると容易に大きさをコントロールすることができる．
　b：端側吻合のセッティングを終えたところ．リンパ管もクリップを用いない．リンパ液が流出してくるが，透明な液体で腔が広がる状態になるため，むしろ吻合しやすくなる．また，クリップを用いなければリンパ管の自由度が高くなるため操作全体が容易になる．

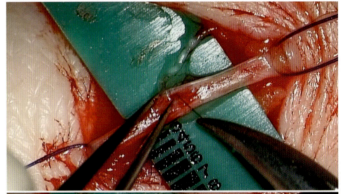
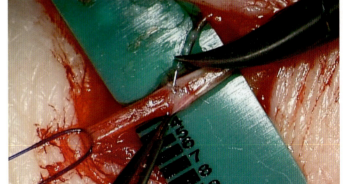

図 6.
吻合操作（端側吻合）
　a：端側吻合，端々吻合のいずれも直針を用いて後壁から吻合する．図は後壁の 2 針目，静脈の内→外を通針するところを示す．最深部の 1 針目がアンカーとなり，リンパ管と静脈の腔内全体を見渡せるため誤って針を刺入することがない．また，直針は突き刺すような運針も容易にできるため便利である．
　b：前壁側の最後の 1 針を通針するところを示す．対側に糸をかけないよう細心の注意を払う場面であるが，直針の場合はむしろ対側にかける方が難しいため問題ない．

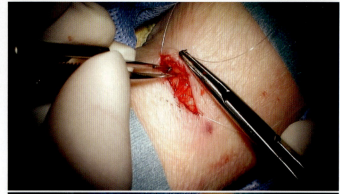
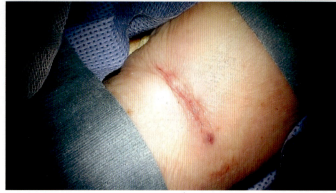

図 7.
閉創
a：LVA の吻合部は浅いところにあることも多いため，肥厚性瘢痕や瘢痕拘縮を生じると吻合部に影響する恐れがある．止血を十分に確認してから，顕微鏡視野のもと丁寧に閉創する．
b：真皮縫合まで終えたところを示す．表皮を正確に合わせ，創縁からの出血がないことを確認してから表皮縫合を行う．縫合糸の代わりに皮膚表面接着剤を用いれば，誤って吻合脈管に糸をかけることがない．

の自由度が高くなることで吻合操作が格段に容易になる．

吻合操作の方法は通常の血管吻合と同じでよいが，脈管の自由度を確保できている時は後壁から吻合する方が簡単である（back-wall technique[9]）．口径が小さく壁が薄い脈管を吻合する際に気を付けるべきは対側に針をかけてしまうことだが，後壁から吻合することでそのリスクを大きく下げることができる．最深部の吻合部がアンカーとなって腔内全体を見渡せるようになるためである．この吻合法で難しいのは，最初と最後の 1 針ずつであるが，いずれも直針を用いることで解決する．初めの 1 針は壁への通針がやや難しいものの，直針は直感的に運針できるため曲針よりも優れる[10]．また最後の 1 針で注意しなければいけないのは対側へかけないようにすることだが，直針の場合はむしろ対側にかける方が難しいので問題ない．脈管壁が薄いほど，それをめくって直針を通すのは簡単であり，最後の 1 針でも特別な技術を要しない．

F．閉 創（図 7）

吻合部の開存を確認したら閉創する．少しの血腫でも吻合部が圧迫されて閉塞する恐れがあるため，止血の確認は丁寧に行う．閉創の際は，浅筋膜と真皮を層ごとに縫合すると術後瘢痕がきれいになるが，吻合部を絞扼しないように気を配る必要がある．真皮縫合までは顕微鏡視野下に確認しながら縫合できるため，注意しておけば問題ない．しかし皮膚縫合時は皮下が見えないので，特に浅筋膜よりも浅層の脈管を吻合した場合は細心の注意を払わなくてはいけない．最近は皮膚縫合の代わりに皮膚表面接着剤を用いることも多い[11]．皮膚縫合した場合は創傷被覆材を貼付する．

閉創を終えたら，上肢の場合は手から，下肢の場合は足から創部まで包帯を巻く．静脈圧を下げて吻合部に血液が流入しないようにする方が，血栓による閉塞を予防できると考えているためである．

4．手術終了～帰宅

包帯の上から衣服を着た状態で帰宅してもらい，包帯が弛んだら患者自身で巻き直すよう伝えている．自宅では安静を心がけてもらうが，屋内での日常生活はあまり制限せず，シャワー浴も当日から許可している．何も問題がなければ，術後

1週間目まで来院せずに自宅で過ごしてもらう。術後1週間目に創部の確認をして（皮膚縫合例では抜糸をして），その後は術前と同じ弾性着衣を装着してもらう。

外来・局麻下 LVA を安全・確実に行うために

現在のところ，LVA を執刀する外科医は決して多いとは言えない．ただでさえ「特殊」な手技を外来・局麻で行うのは無謀ではないかと訊かれることがある．もちろん無謀とは思っていないが，すぐにどの施設でも可能になるとも思っていない．十分なマイクロサージャリーの経験があれば難しい手術ではないが，マインドセットも含めたある程度の準備は必要である．以下に，必要と考えて実践してきたことを列挙する。

①0.5 mm 程度の脈管を吻合できる技術を養い，それを維持するように努める．切断指再接着がよい機会になるが，動物実験や血管モデルなどによる練習でも構わない．吻合技術に自信がつけば，あとは知識と経験だけである。

②できれば全身，少なくとも四肢のリンパ系について，解剖をよく理解しておく．個体差はあるにせよある程度の傾向はあるため，勉強するほど理解が深まる．ただし，イラストが主体の解剖書は正しくないこともあるので，写真で示されている書物や解剖に関する原著論文などを数多く読んでおく。

③LVA 以外の手術の際にも，リンパ管を意識するようにすれば，最も効率よく解剖を理解できる．慣れれば肉眼でも 0.7 mm 程度のリンパ管が同定できるようになり，ルーペなどを用いている場合はもっと細いものでも見える．普段から意識しておけば，LVA の時もあまり困らない。

④LVA 自体は単純な手術であるが，単純であるからこそ，症例ごとの細かい違いによる影響が増幅される．通常の手術記事以外に，症例ごとの差異を記録しておき，定期的に整理する．続けていれば「初めて経験した」ということがなくなっていき，常に単純な手術として終えること

ができるようになる。

⑤手術時間を短縮するための努力を惜しまない．比較的定型的な手術で効果的なのは，患者入室～手術～患者退室におけるすべての手順の時間経過を，節目ごとに記録することである．特に LVA の場合は，手術手技のすべてを容易に顕微鏡視野で録画できるという利点がある．それらの記録をもとに手技を見直す習慣が身に付けば，驚くほど時間を短縮できる。

⑥手技だけでなく術中の意思決定にかける時間も効率化する．もちろん浅薄な決定をするようになっては元も子もないため，自分なりのアルゴリズムを構築しておく必要がある．様々なパターンを想定した decision tree を準備しておけば，最も重要な手技—確実に吻合すること—に集中できるようになる。

おわりに

外来・局麻下 LVA を始めてから 10 年になる．入院・全麻下の手術と比べて大きな問題がないことから，現在では年間に数十例ほど行っている．中には効果が不十分なため複数回の治療を行う症例や，更なる効果を期待して全麻で再手術をする症例もあるが，全体として外来・局麻下 LVA の需要はきわめて高く，おそらく今後も増え続ける。

リンパ浮腫の罹患人口を考慮すると，LVA の施行施設や総件数がもっと増える方がよいと考えている．「裾野が広いほど山は高い」の言葉通り，結果的に診断・治療技術の発展にも寄与するはずである．適応の判断を誤らず，患者自身の理解が得られ，万が一の際に連携する病院が確保できていれば，外来・局麻下 LVA は診療所でも施行可能である．本稿が LVA の普及に少しでも資することを願って稿を終える。

参考文献

1) O'Brien, B. M., et al.：Microlymphaticovenous anastomoses for obstructive lymphedema. Plast Reconstr Surg. **60**(2)：197-211, 1977.

2) Koshima, I., et al.：Ultrastructural observations of lymphatic vessels in lymphedema in human extremities. Plast Reconstr Surg. **97**(2)：397-405, 1996.

3) Masia, J., et al.：Barcelona consensus on supermicrosurgery. J Reconstr Microsurg. **30**(1)：53-58, 2014.

4) 前川二郎：下肢リンパ浮腫の再建. 形成外科ADVANCE シリーズ　四肢の形成外科　最近の進歩. 第 2 版. 波利井清紀監. 児嶋忠雄編. 184-191, 克誠堂出版, 2005.

5) 橋川和信：四肢リンパ浮腫に対するリンパ管静脈吻合術. 形成外科エキスパートたちの基本手術合併症回避のコツ. 野﨑幹弘編. 280-291, 克誠堂出版, 2014.

6) リンパ浮腫診療ガイドライン委員会：リンパ浮腫診療ガイドライン. 2014 年版. 日本リンパ浮腫研究会編. 8-15, 金原出版, 2014.

7) Nakajima, H., et al.：Anatomical study of subcutaneous adipofascial tissue：a concept of the protective adipofascial system(PAFS)and lubricant adipofascial system(LAFS). Scand J Plast Reconstr Surg Hand Surg. **38**(5)：261-266, 2004.

8) 橋川和信：【リンパ浮腫治療の最前線】直針付き縫合針のリンパ管静脈吻合術における有用性. 形成外科. **59**(8)：819-825, 2016.

9) Yamamoto, Y., et al.：Microsurgical reconstruction of the hepatic and superior mesenteric arteries using a back wall technique. J Reconstr Microsurg. **15**：321-325, 1999.

10) Buncke, H. J. Jr., et al.：The advantage of a straight needle in microsurgery. Plast Reconstr Surg. **47**(6)：602-603, 1971.

11) 橋川和信ほか：【四肢における創閉鎖の工夫】新しい材料を用いる皮膚縫合法. MB Orthop. **29**(2)：9-15, 2016.

◆特集／実践リンパ浮腫の治療戦略

リンパ管静脈吻合術と術後吻合部開存

矢吹雄一郎[*1]　前川二郎[*2]

Key Words：リンパ浮腫(lymphedema)，リンパ管静脈吻合(lymphaticovenous anastomosis；LVA)，マイクロサージャリー(microsurgery)，側端吻合術(side-to-end anastomosis)，術後中長期開存(mid- and long-term postoperative patency)

Abstract　　我々は以前よりリンパ管静脈側端吻合術術後の症例に対して ICG 蛍光赤外線リンパ管造影を用いて，その吻合部術後開存を評価してきた．今回，続発性下肢リンパ浮腫を対象に術後吻合部開存を規定する因子の検討を行った．ICG 蛍光赤外線リンパ管造影では皮下深部を明瞭に評価することは困難であり，吻合部開存の有無を評価し得たのは全体の約38％で，主に足部や下腿遠位であった．吻合部の開存率は42.5％であった．術中所見と吻合部開存の相関性を評価したが，統計学的に有意な因子は同定できなかった．ただし，吻合した静脈/リンパ管径比と開存率に関して一定の傾向を認めた．また，一度術後吻合部開存を認めた部位に対して，術後 2 年以上経過した時点で再評価した経験を得た．一部は開存した状態を維持していたが，一部は閉塞していた．その一因として，蜂窩織炎などの患肢の炎症が考えられ，術後の炎症予防が重要であると思われた．

はじめに

　慢性リンパ浮腫に対する外科治療として，リンパ管静脈吻合術(lymphaticovenous anastomosis；LVA)は代表的手法の 1 つとして確立しつつある．その一方でエビデンスの蓄積は十分でなく，術式の最適化や標準化は進んでいない．

　そもそも術後吻合部開存や臨床的効果を直接的に評価し証明する報告は少ない．LVA の中長期結果に関していくつか報告があるが[1)~3)]，いずれも患肢周径や体積変化に関するものであり，吻合部を直接評価したものではない．しかも，実際の臨床では集学的理学療法を併用することが多く，外科治療単独の治療効果を測定するのは難しい．

　我々は以前よりリンパ管静脈側端吻合術(lymphaticovenous side-to-end anastomosis；

LVSEA)術後の症例に対して ICG 蛍光赤外線リンパ管造影(near infrared fluorescence lymphography；NIF)を用いて，その吻合部術後開存を同定し，LVSEA 単独の治療効果を報告した[4)5)]．現在，吻合部術後開存を規定する因子の検討を行っており，その一部を本稿で報告する．

対象と方法

　2006 年 11 月～2013 年 3 月の期間において同一術者が本法を行った続発性下肢リンパ浮腫患者のうち，術後 6 か月以降に蛍光リンパ管造影を行った 84 例(男性 2 例，女性 82 例，31～78 歳，平均59.8 歳，総吻合数 371 吻合)を対象とした．評価し得た吻合部に関して部位など一般的な項目や，顕微鏡観察下におけるリンパ管の所見，吻合直後のリンパ動態，吻合部開存の有無や吻合脈管径などの術中所見を検討した．また，術後 6 か月以降の NIF で吻合部開存を認めた症例の中で，2 年以上経過し，2 回目の吻合手術などのために再度NIF を行い吻合部の再評価を行う機会を得た症

[*1] Yuichiro YABUKI, 〒236-0004　横浜市金沢区福浦 3-9　横浜市立大学医学部形成外科学，助教
[*2] Jiro MAEGAWA，同，主任教授

表 1. 術後吻合部開存内訳(n＝371 吻合)

	開存	非開存	判定困難	total	同定率(%)	開存率(%)
足背	29	58	38	125	69.6	33.3
下腿遠位	26	20	75	121	38.0	56.5
その他	5	3	117	125	6.4	62.5
合計	60	81	230	371	38.0	42.6

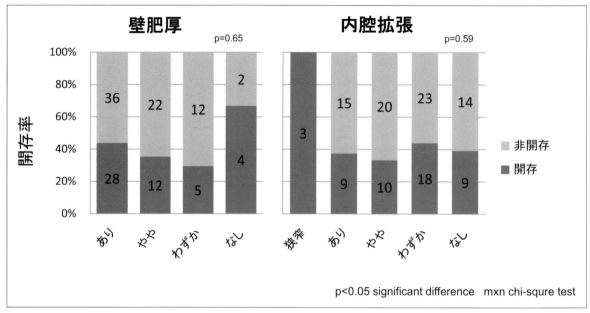

図 1. 評価し得た吻合部における吻合リンパ管所見と開存率(n＝121 吻合)

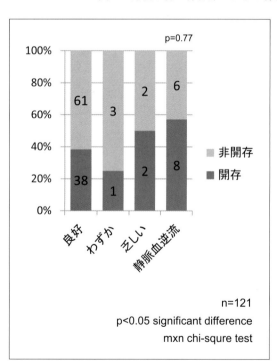

図 2. 評価し得た吻合部における吻合後リンパ動態と開存率(n＝121 吻合)

例, 8 例に関して追加検討した.

結　果

NIF では皮下深部を明瞭に評価することは困難であった. そのため, 吻合部開存の有無を評価し得たのは主に足部や下腿遠位であり, 全体の 38.0％(141/371 吻合)であった. それらにおける吻合部の開存率は 42.6％(60/141 吻合), 術後経過期間は 6～43 か月(平均 12.0 か月)であった. 吻合部位を足背/下腿遠位/その他に分類し, それぞれの開存率を算出したところ, それぞれ 33.3％/56.5％/62.5％であった(表 1). リンパ管の障害の程度と吻合部開存の相関性を検討するため, 顕微鏡観察下におけるリンパ管の変性所見を分類し, 開存率と比較検討したが一定の傾向は認めなかった(図 1). 吻合直後にリンパ液が良好に静脈へドレナージされる吻合部の開存率が高いと予想し, 同様の検討を行ったが, むしろ吻合直後

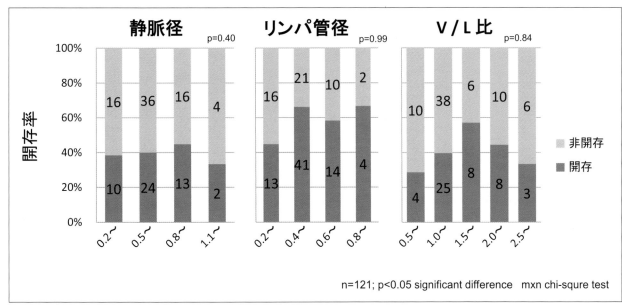

図 3. 評価し得た吻合部における吻合脈管径と開存率(n＝121 吻合)

表 2. 中長期開存を評価し得た続発性下肢リンパ浮腫 LVA 術後症例(8 症例 11 吻合)の内訳

	年齢[歳]	性別	リンパ管変性所見 壁肥厚	リンパ管変性所見 内腔拡張	吻合後リンパ動態	吻合脈管径 V直径[mm]	吻合脈管径 L直径[mm]	V/L比	早期開存 同定時期[か月]	長期開存	開存維持同定時期[か月]	非開存同定時期[か月]	蜂窩織炎罹患
#1	42	F	なし	あり	良好	0.7	0.2	3.5	11	なし	―	34	あり
#2	49	F	やや	あり	静脈血逆流	1.2	0.6	2.0	6	なし	―	48	―
#3	49	F	わずか	やや	良好	0.6	0.3	2.0	7	なし	―	48	―
#4	68	F	あり	あり	良好	0.4	0.3	1.3	7	なし	―	51	あり
#5	55	F	わずか	わずか	判定困難	0.5	0.3	1.7	8	あり	24	―	
			わずか	やや	静脈血逆流	0.6	0.6	1.0	8	あり	24	―	
			やや	やや	静脈血逆流	0.8	0.5	1.6	8	あり	24	―	
#6	35	F	あり	狭窄	良好	0.9	0.7	1.3	9	あり	79	―	あり
#7	47	F	あり	なし	静脈血逆流	0.6	0.5	1.2	6	あり	54	―	―
#8	48	F	あり	わずか	良好	0.5	0.5	1.0	7	あり	84	―	
			あり	わずか	良好	0.6	0.5	1.2	7	あり	84	―	
平均	50.1					0.67	0.45	1.62	7.6		53.3	45.3	

に静脈血が逆流する吻合部でも術後の開存を認めた(図2).吻合脈管径と吻合部開存に関連する検討では,静脈,リンパ管径それぞれでの一定した傾向は認めなかったが,それらの比で開存率を見たところ,リンパ管径に対して静脈が1.5倍程度の吻合部の開存率が高い傾向を認めた(図3).

中長期的に追視できた8例を後方視的に検討した.いずれも術後半年から1年5か月の期間に術後1回目のNIFを施行し,一部の吻合部において開存を同定した.うち4例ではすでに開存が同定されていた吻合部において,2回目のNIFで再度吻合部の開存を同定した.観察期間は24～84か月(平均53.2か月/吻合)であった(表2).それ以外の4例においては術後2回目のNIFで,一度開存が同定されていた吻合部の閉塞を認めた.そのうち2例においては術後に蜂窩織炎を発症した病歴を認めた.

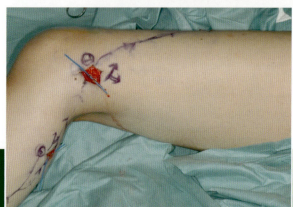
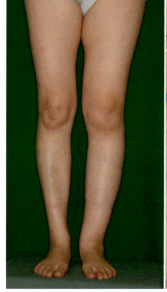
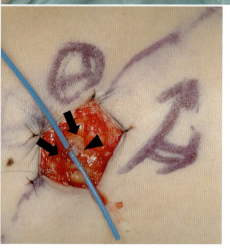
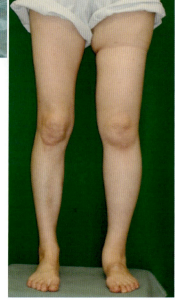

図 4-a〜d. 症例 8：続発性左下肢リンパ浮腫
a：術前臨床写真
b：術中写真（大腿吻合部）．全身麻酔下に 6 吻合施行した．大腿部においては外側から前面に走行する皮下集合リンパ管に対してリンパ管静脈側端吻合術を行った．
c：術中写真（吻合部拡大像）．皮下集合リンパ管（黒矢印）は大腿前面に静脈（黒矢頭）は大腿後面に向かって走行していた．
d：術後 10 か月臨床写真

| | b | |
|a|c|d|

症 例

症例 8：48 歳，女性

子宮癌術後の左下肢続発性リンパ浮腫症例（図 4）．浮腫発症後に複数回蜂窩織炎に罹患した既往がある．術前のリンパシンチグラフィーでは下腿に DBF を認め，Maegawa 分類[6]で type Ⅵ と診断した．術前の周径（足関節部，膝蓋骨下縁より尾側 10 cm，膝蓋骨上縁より頭側 10 cm）を用いて円錐台への近似し患肢体積を求めたところ 4,143 ml であった．複合的理学療法を行った後，全身麻酔下に LVSEA を施行した．NIF を行い，足背から大腿に計 8 か所皮膚切開し，同一創内に静脈とリンパ管を同定した 6 か所（足背 1 か所，下腿 4 か所，大腿 1 か所）において吻合した．術後 7 か月に NIF で評価したところ足背と大腿部の吻合部で開存を認めた．術後 48 か月，84 か月にも同様に NIF を施行し，同じ吻合部で同様の開存を認めた．患肢体積は術後 12 か月で 3,631 ml と減少した．現在術後 7 年（84 か月）経過しているが，体重の増減などに伴い，周径の増減を繰り返しているが，患肢は柔らかい状態を維持しており，蜂窩織炎を一度も発症していない．

考 察

LVA 吻合部術後開存に関する検討は以前より

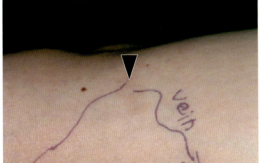

図 4-e〜h.
症例 8：続発性左下肢リンパ浮腫
e：術後 7 か月吻合部評価(皮膚マーキング). 術後瘢痕(黒矢頭)を認める.
f：術後 7 か月吻合部評価(NIF 所見). 線状陰影は術後瘢痕(黄矢頭)の部位で L 字状に屈曲した. 屈曲した部位より近位は自動的に蛍光色素が流れた.
g：術後 48 か月吻合部評価(NIF 所見)
h：術後 84 か月吻合部評価(NIF 所見)

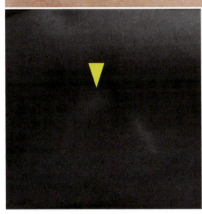
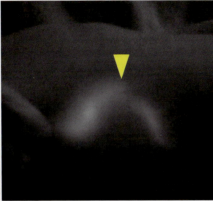
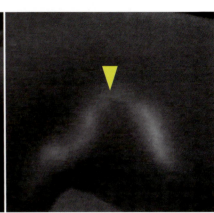

試みられており，1980 年代から動物実験における報告が散見される[7)8)]．Baumeister や Weiss らはヒトにおけるリンパ管移植術術後のリンパ管吻合部の開存に関する報告をしている[9)10)]．LVA に関しては，Campisi らがリンパシンチグラフィー所見の変化を用いて間接的に吻合部の長期開存を評価している[11)]．しかし，ヒトにおいて LVA の吻合部の術後開存を直接証明することは困難であり，それを評価することは長らく克服できなかった臨床的課題の 1 つであった．そこで我々は，LVSEA の吻合部を NIF で直接的に評価し，その開存を同定した[4)]．LVSEA は端々吻合と異なり，吻合部が開存していると Y 字状に造影される所見などを認めるため，それを比較的判断しやすい．しかし，観察可能深度に限界があるため，吻合部の 40％前後しか吻合部開存の有無が判断できなかった．

一方，吻合部の中長期開存を規定する因子に関する文献的報告は数少ない．Gloviczki らはイヌに対し LVA を施行し，それらが経時的に閉塞していくことを報告している[8)]．近年は，ラットの腹腔内や膝窩部における LVA の開存性に関する報告がある[12)13)]．いずれの報告も吻合形式は端々吻合で，わずかな静脈血逆流に加え，外膜などの内腔露出による血栓形成などが原因と考察している．

我々も LVSEA の術後 1 年前後の吻合部開存性に関する報告を行い，その傾向から経時的閉塞が起こるとした[4)]．今回の検討でも，その報告と同様に平均観察期間 1 年前後であれば NIF で観察可能な範囲内における吻合部開存率は約 40％前後であり，中長期的に経過を観察するとさらにその半数程度しか開存を認めないことがわかった．経時的閉塞や中長期開存を規定する因子の特定を試み，リンパ管の変性の程度などとの相関性を検討したが，統計的に明らかなものは特定できなかった．特に，術中に吻合部へ静脈が逆流することが，術後の血栓形成と吻合部閉塞に大きく関わると予想していたが，今回の検討ではそれらに明らかな相関性は認めなかった．Huang らは動物実

験においてリンパ管内圧と静脈内圧を比較し，正常安静時はリンパ管内圧の方がやや高く，リンパ浮腫モデルにおいてはリンパ管内圧がより有意に高いと報告している[14]．これは，LVA術後は吻合部に圧勾配が生じ，リンパ液が静脈へドレナージされることを間接的に証明している．しかし，術中から静脈血がリンパ管に逆流し，吻合部を越えリンパ管に流入することをしばしば経験する．これは，静脈うっ滞により静脈圧が亢進している症例があることや，術中の操作や脈管への侵襲の影響で本来のリンパ管内圧や静脈圧を反映していないのが一因と予想される．吻合直後に静脈血が逆流する吻合部において，術後吻合部開存を認めるのは，術後にリンパ管内圧が再度上昇しドレナージがなされていると想像される．ただし，まだ症例数も少なく，検討を重ねる必要性はあるが，術中の静脈血逆流の有無やドレナージの程度だけが中長期的な開存率を規定する因子ではないことが示唆された．

　その一方で，実際の臨床では血栓形成による吻合部閉塞リスクを低下させるため，様々な予防策を講じている．まず，我々も諸家の報告と同様に術中操作としては確実に内膜同士を縫合することなど基本的な操作を重要視している．また，静脈血逆流を減らす目的で吻合予定の静脈に静脈弁が確認された場合は，それをなるべく残すようにしている．術後はリンパ流を維持する目的でなるべく早期に床上で関節運動を指示し，夜間就眠時は足底部へ間欠的空気圧迫を行っている．術後2日目からは弾性着衣の着用を指示し，棟内歩行など軽労作を指示している．血栓形成の予防法として抗血小板薬の内服や抗凝固療法などの薬物療法も検討すべきであるが，Gloviczkiらの報告では抗血小板薬の投与でLVA術後の吻合部閉塞の頻度は変わらなかった[8]とあるうえ，易出血性のリスクや患者のQOLを考慮し，我々はそれを使用していない．

　我々はリンパ管の側壁に側孔形成し，静脈の断端を吻合する側端吻合術をほぼ全例で施行している．その利点は，リンパ管を切断する必要性がないばかりではなく，理論上吻合径の差は問題にならないことである．そのため，リンパ管と静脈が同一創内で固定でき，可動性に問題なければ安定した吻合を提供できる．しかし，細いリンパ管に太い静脈を吻合する際はリンパ管側壁にそれ相応の切開を置く必要がある．そういった吻合部では閉創後に太い脈管へ物理的に牽引され吻合部が屈曲したり，それに伴いリンパ管近位方向への流れが障害される可能性は否定できない．今回の検討ではリンパ管に対して静脈が1.5倍程度の吻合部における開存率が高い傾向にあった．統計学的有意差は認めないが，実際に臨床上も，1.0〜2.0倍程度の差であれば比較的安定した吻合手技が行える．口径差のある脈管同士も側端吻合術を用いれば吻合自体は十分可能であるが，中長期結果を考えると適切な吻合径が存在することを念頭に置かなければならない．

　慢性リンパ浮腫に対しLVAを行うと蜂窩織炎を起こす頻度は減少するが，その一方で蜂窩織炎を反復する症例もある．今回の検討では一度は吻合部開存を認めたものの，中長期的には閉塞していた4症例のうち2症例においては蜂窩織炎を起こしており，吻合部閉塞の一因として考えられた．Olszewskiらは続発性下肢リンパ浮腫患者のリンパ液やリンパ節を検体とし細菌培養したところ，それぞれ60%，33%において陽性であり，正常検体と比較し有意に多かったと報告している[15]．蜂窩織炎を反復する症例や罹患した既往のある症例におけるLVAを行った場合などおいては，これを予防する目的で抗生物質の長期低用量投与[16]など考慮する必要があると思われた．

　いずれも，統計学的有意差を検討するうえで例数を重ねる必要性があるが，中長期開存を規定する因子を同定し，それをもとに術中に吻合脈管を取捨選択することで，効率的で新しいLVAが行えると考えている．

まとめ

続発性下肢リンパ浮腫における術後吻合部開存と，その規定因子に関する検討を述べた．統計学的に有意な因子を同定することはできなかったが，吻合した静脈/リンパ管径比と開存率に関して一定の傾向を認めた．口径差のある脈管同士も側端吻合術を用いれば吻合自体は十分可能であるが，適切な吻合径が存在することが示唆された．吻合直後に静脈血が逆流する吻合部においては開存率が低いと予想されたが，異なる結果を得た．術中のリンパ管内圧や静脈圧は術後のそれと異なることが示唆された．中長期開存と経時的閉塞に関しても後方視的に検討した．吻合部の閉塞の一因として，蜂窩織炎などの患肢の炎症が考えられ，術後の炎症予防が重要であると思われた．

なお，本稿の主旨の一部は第43回日本マイクロサージャリー学会(広島)で発表した．

参考文献

1) O'Brien, B. M., et al.：Long-term results after microlymphaticovenous anastomoses for the treatment of obstructive lymphedema. Plast Reconstr Surg. **85**：562-572, 1990.
2) Campisi, C., et al.：Long-term results after lymphatic-venous anastomoses for the treatment of obstructive lymphedema. Microsurgery. **21**：135-139, 2001.
3) Koshima, I., et al.：Long-term follow-up after lymphaticovenular anastomosis for lymphedema in the leg. J Reconstr Microsurg. **19**：209-215, 2003.
4) Maegawa, J., Yabuki, Y., et al.：Outcomes of lymphaticovenous side-to-end anastmosis in peripheral lymphedema. J Vasc Surg. **55**(3)：753-760, 2012.
5) Maegawa, J., et al.：Net effect of lymphaticovenous anastomosis on volume reduction of periph-

eral lymphoedema after complex decongestive physiotherapy. Eur J Vasc Endovasc Surg. **43**：602-608, 2012.
6) Maegawa, J., et al.：Types of lymphoscintigraphy and indications for lymphaticovenous anastomosis. Microsurgery. **30**(6)：437-442, 2010.
7) Puckett, C. L., et al.：Evaluation of lymphovenous anastomoses in obstructive lymphedema. Plast Reconstr Surg. **66**(1)：116-120, 1980.
8) Gloviczki, P., et al.：The natural history of microsurgical lymphovenous anastomoses：an experimental study. J Vasc Surg. **4**(2)：148-156, 1986.
9) Baumeister, R. G., et al.：Treatment of lymphedema by microsurgical lymphatic grafting：What is Proved?. Plast Reconstr Surg. **85**(1)：64-74, 1990.
10) Weiss, M., et al.：Post-therapeutic lymphedema：Scintigraphy before and after autologous lymph vessel transplantation 8 years of long-term follow-up. Clin Nucl Med. **27**(11)：788-792, 2002.
11) Campisi, C., et al.：Lymphatic microsurgery for the treatment of lymphedema. Microsurgery. **26**(1)：65-69, 2006.
12) Onoda, S., et al.：Histologic evaluation of lymphaticovenular anastomosis outcomes in the rat experimental model：Comparison of cases with patency and obstruction. Plast Recontsr Surg. **137**(1)：83-91, 2016.
13) Ishiura, R., et al.：Comparison of lymphovenous shunt methods in rat model：supermicrosurgical lymphaticovenular anastomosis versus microsurgical lymphaticovenous implantation. Plast Reconstr Surg. **139**(6)：1407-1413, 2017.
14) Huang, G. K., et al.：Microlymphaticovenous anastomosis in the treatment of lower limb obstructive lymphedema：analysis of 91 cases. Plast Reconstr Surg. **76**(5)：671-685, 1985.
15) Olszewski, W. L., et al.：Cryptic bacteria of lower limb deep tissues as a possible cause of inflammatory and necrotic changes in ischemia, venous stasis and varices, and lymphedema. Surg Infect. **16**(3)：313-322, 2015.
16) Thomas, K. S., et al.：Penicillin to prevent recurrent leg cellulitis. N Engl J Med. **2368**(18)：1695-1703, 2013.

好評増刷

カラーアトラス
爪の診療実践ガイド

●編集　安木　良博（昭和大学／東京都立大塚病院）
　　　　田村　敦志（伊勢崎市民病院）

目で見る本で臨床診断力がアップ！

爪の基本から日常の診療に役立つ処置のテクニック、写真記録の撮り方まで、皮膚科、整形外科、形成外科のエキスパートが豊富な図写真とともに詳述！
必読、必見の一書です！

2016年10月発売　オールカラー
定価（本体価格 7,200 円＋税）　B5 判　202 頁

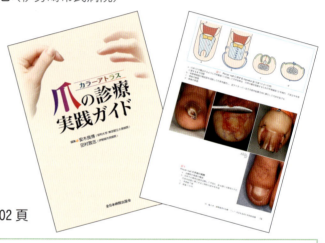

目　次

Ⅰ章　押さえておきたい爪の基本
＜解　剖＞
1．爪部の局所解剖

＜十爪十色─特徴を知る─＞
2．小児の爪の正常と異常
　　─成人と比較して診療上知っておくべき諸注意─
3．中高年の爪に診られる変化
　　─履物の影響、生活習慣に関与する変化、ひろく爪と靴の問題を含めて─
4．手指と足趾の爪の機能的差異と対処の実際
5．爪の変色と疾患
　　─爪部母斑と爪部メラノーマとの鑑別も含めて─

＜必要な検査・撮るべき画像＞
6．爪部疾患の画像検査
　　─X 線、CT、エコー、MRI、ダーモスコピー─
7．爪疾患の写真記録について─解説と注意点─

Ⅱ章　診療の実際─処置のコツとテクニック─
8．爪疾患の外用療法
9．爪真菌症の治療
10．爪部外傷の対処および手術による再建
11．爪の切り方を含めたネイル・ケアの実際
12．腎透析と爪
13．爪甲剥離症と爪甲層状分裂症などの後天性爪甲異常の病態と対応

＜陥入爪の治療方針に関する debate＞
14．症例により外科的操作が必要と考える立場から
15．陥入爪の保存的治療：いかなる場合も保存的治療法のみで、外科的処置は不適と考える立場から

16．陥入爪、過彎曲爪の治療：フェノール法を含めた外科的治療
17．爪部の手術療法
18．爪囲のウイルス感染症
19．爪囲、爪部の細菌感染症
20．爪甲肥厚、爪甲鉤彎症の病態と対処

Ⅲ章　診療に役立つ ＋α の知識
21．悪性腫瘍を含めて爪部腫瘍の対処の実際
　　─どういう所見があれば、腫瘍性疾患を考慮するか─

コラム
A．本邦と欧米諸国での生活習慣の差異が爪に及ぼす影響
B．爪疾患はどの臨床科に受診すればよいか？
C．ニッパー型爪切りに関する話題

 全日本病院出版会
〒113-0033　東京都文京区本郷 3-16-4　　Tel：03-5689-5989
http://www.zenniti.com　　　　　　　　　Fax：03-5689-8030

◆特集／実践リンパ浮腫の治療戦略

リンパ管細静脈吻合術治療成績向上の取組み
―系統的手術戦略と周術期集中排液―

大西文夫[*1] 三鍋俊春[*2]

Key Words: リンパ浮腫(lymphedema)，リンパ管細静脈吻合術(lymphaticovenular anastomosis)，圧迫療法(compression therapy)，運動療法(exercise)，筋ポンプ(muscle pump)，周術期管理(perioperative management)

Abstract 四肢リンパ浮腫に対するリンパ管細静脈吻合術(LVA)は，患者固有の残存リンパ管機能やセルフケアのコンプライアンスにより，その治療効果が左右される傾向がある．リンパ管が有するリンパ駆出圧はリンパ浮腫の病態が進行するにつれて低下し，LVA によるリンパ管から静脈へのバイパス流もその影響を受けると考えられるため，手術による治療効果を最大化するためにはこのリンパ駆出圧と静脈圧の圧較差を高めるような工夫をしなくてはならない．我々は手術戦略として，画像的評価からリンパ内圧が高いと考えられる部位で選択的に吻合を行っている．また，手術直後が最も圧較差が大きく有効なバイパス流が得られやすい時期と考えられるため，術後入院期間を集中排液期と捉え，術直後から圧迫療法および圧迫下運動療法を行っている．これらの戦略によって従来よりも手術成績の改善が得られており，術後合併症の増加もなく有用と考えられる．

はじめに

リンパ管細静脈吻合術（以下，LVA）の治療効果を左右する要因の 1 つが皮下組織の線維化によるリンパ管機能の低下である．四肢リンパ浮腫はリンパ輸送の閉塞性障害による low-output failure と定義され[1]，リンパ系組織の線維化によりリンパ流量・リンパ駆出圧が低下する[2)3]．リンパ系から静脈系にリンパ流をバイパスする LVA はリンパ駆出圧と静脈圧の圧較差が重要であり，リンパ駆出圧が高いリンパ流域をバイパスする戦略が重要である．これに加えて，最も圧較差の大きい LVA 術後早期より駆出圧を高める複合的理学療法，すなわち圧迫療法と運動療法により集中排液を図るのが有効である．本稿では治療効果を高めるための LVA 手術戦略とともに我々の行っている周術期集中排液の取り組みにつき詳述する．

我々が系統的に行っている LVA での戦略

当施設では LVA は全例で入院手術とし，原則的に局麻下に行っている．手術計画においては画像評価に基づいた効率的かつ効果的な吻合戦略が重要である．前述の通り，LVA ではリンパ駆出圧と静脈圧の圧較差が重要であるためリンパ駆出圧の高い部位での吻合が望ましい．リンパ駆出圧の高い部位は術前・術中画像で評価・決定するが，そのために我々が行っている画像評価につき以下に述べる．

1．画像評価
A．核磁気共鳴リンパ管像(Magnetic Resonance Lymphography；以下，MRL)

MRL は術前に撮影でき，リンパ管やリンパ節を精緻に可視化するのに優れ，リンパ還流の全体像を評価するのに適している[4)〜6]．画像所見から

[*1] Fumio OHNISHI，〒350-8550 川越市鴨田 1981 埼玉医科大学総合医療センター形成外科・美容外科，講師
[*2] Toshiharu MINABE，同，教授

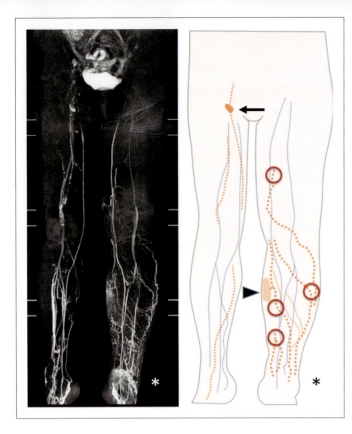

図 1.
MRL によるリンパ流評価および LVA 吻合予定位置
MRL 画像および所見のシェーマを示す(＊：患側). オレンジ色の点線はリンパ管を, 青線は静脈を示す. 健常側ではリンパ流は鼠径リンパ節(矢印)に達している. 一方, 患側ではリンパ流は鼠径リンパ節に達せず, 下腿内側に dermal back flow を伴う拡張したリンパ管を認める(arrowhead). また下腿外側にも流域の異なる拡張リンパ管が見られ, 大腿部まで造影されている. 丸囲みは LVA 吻合予定位置を表す.

リンパ内圧の高い部位とは, 集合リンパ管の拡張所見と, 集合リンパ管から前集合リンパ管・毛細リンパ管への逆流現象所見, すなわち dermal back flow を呈する部位である(図 1). これらの形態的所見は, 機能的にリンパ流うっ滞から生じる現象と考えられ, リンパ内圧は高いと考えられる. また, 造影される距離の長いリンパ管ほど機能が良好に保たれていると考えられる. 通常, 健常なリンパ管では足背皮内に投与した造影剤は 30～60 分程度の MRL 検査時間内に鼠径リンパ節にまで達する. 線維化によりリンパ管機能低下をきたすと, リンパ流速が遅くなり, リンパ管の形態的造影距離もまた短くなる[7]. したがってこれらの要素を加味して吻合部位を選択する必要がある.

B. ICG 色素近赤外線リンパ管像(Indocyanine Green Lymphography；以下, ICGL)

手術室で LVA 直前に患肢の撮影ができる. したがって, MRL に比べて局所像ではあるが, 空間分解能や時間分解能に優れている. Dermal back flow の存在により深部の所見が遮蔽されてしまうことや, 2 cm 以上の深部は観察困難であることなどが欠点である. 基本的な所見の解釈は MRL と同様である. すなわち, 造影される距離の長いリンパ管や dermal back flow の流入枝となっているようなリンパ管を LVA でバイパスすることを考える. 病態の把握や有効な治療戦略のためには MRL と ICGL の両方の画像モダリティを用いることが理想である[8)9)].

2. 手技的戦略

LVA の手技では側端吻合(リンパ管の側孔に細静脈の近位端を吻合)を基本的には採用し, 既存のリンパ流をなるべく温存する[10]. さらに, 複数のバイパスを可及的に作成する.

このように LVA の効果を最大化するために画像とスーパーマイクロサージャリー[11)]を組み合わせた系統的手術戦略をとる(図 1).

我々が周術期に行っている集中排液

リンパ浮腫患肢ではリンパ管機能低下により駆出圧は低下しているため, 有効なバイパス流を得るためには何らかの方法で駆出圧向上を得ること

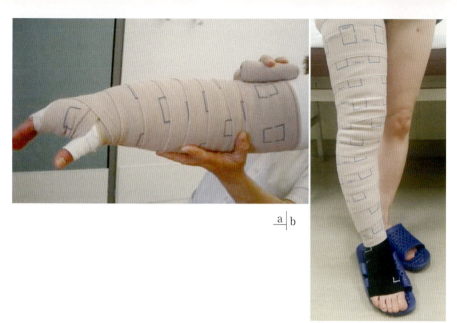

図 2. バンデージによる圧迫療法
包帯にプリントされた張力指標を目安に巻き上げる.
a：上肢のバンデージ例　b：下肢のバンデージ例

がポイントである．具体的には LVA 術後早期より圧迫療法と運動療法を組み合わせて行う．圧迫療法によりリンパ管内静水圧を上昇させ，さらに圧迫下の運動を行うことで筋ポンプ効果によりリンパ駆出圧を上昇させることができる．加えてリンパ駆出圧と静脈圧の圧較差は吻合直後が最も大きいと考えられるため，この時期に集中排液を行うことは理にかなっていると考えられる．従来，吻合術後早期の少なくとも入院中は吻合部の安静という観点から強圧による圧迫は避け，できるだけ患肢挙上で過ごすという管理が中心であった．弾性ストッキングによる圧迫療法は退院後より再開するという報告が多く[12]，我々の開始時期より遅い．

1．圧迫療法

日常生活において弾性ストッキングを使用している患者でも，LVA 術後入院中は基本的に弾性包帯のゲートル巻きによるバンデージを採用している．その理由は日常で用いている弾性ストッキング着用時よりも高い圧をかけたいということ[13]，運動時などの圧の調整がしやすいこと，弾性ストッキングの着用の際に LVA の創に過度の圧迫・牽引がかかることを避けることなどである．

我々は，張力指標付き弾性包帯（ビフレックス®，エラスコットテンションガイド®など）を用いている（図 2）．包帯にプリントされた張力指標を目安に巻き上げることで，安定した圧がかけられる．同様に，患者自身が巻き上げを行っても均一に圧がかけられることが期待できる．圧は普段使用している弾性ストッキングよりも強圧にすることが望ましく，下肢で 50〜60 mmHg，上肢で 30 mmHg を標準圧とする．実際には患者ごとの ADL や自己管理能力に合わせる．高齢者や巻き上げ手技が困難な患者には筒型弾性包帯（K チューブ®，tg グリップ®など）や平編み筒状弾性包帯（エアボ・ウェーブ®）を用いて調整している．夜間は強圧による圧迫を避け，ウレタン緩衝材（モビダーム®）や平編み筒状弾性包帯（エアボ・ウェーブ®）などを用いた軟化治療も積極的に行う．圧迫療法の主な指導は術前からリンパ浮腫療法士が行う．

2．運動療法

術翌日より圧迫下の運動を許可する．基本的には有酸素運動およびレジスタンス運動を行う．有酸素運動は脂肪燃焼を促し全身循環を促進することを目的とし，ウォーキングやトレッドミル，エルゴメーターを 20 分程度継続することを目標と

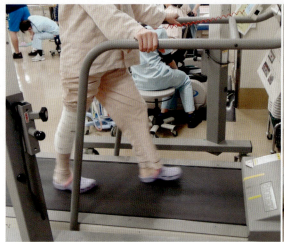
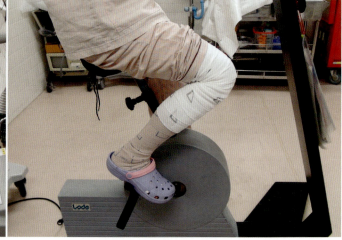

図 3.
a：有酸素運動（トレッドミル）．疲労度，心拍数などを見ながらスピードを調節する．
b：有酸素運動（エルゴメーター）

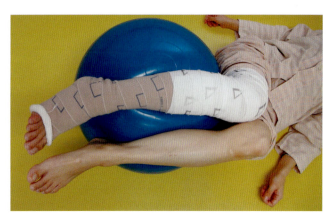

図 4．下肢運動
バランスボール上で患肢を動かす．

する（図 3）．レジスタンス運動は筋肉の負荷運動を反復し筋ポンプを促す目的で行い，大腿筋群にはスクワットや重りをつけた膝伸展運動など，下腿筋群にはカーフレイズ（爪先立ち）やバランスボールを使った下肢運動（図 4）が中心で 10〜20 回連続して行えることを目安とする．いずれも患者の体力や ADL に合わせた無理のない運動プログラムを組み，疼痛や疲労，浮腫増強などを起こさないよう注意深く観察しながら行う．

運動療法はリハビリ科に依頼するが，要点を押さえればリンパ浮腫療法士や医師の指導で行ってもよいと考える．また患者には退院後も自宅で継続できるような指導を行う．

3．周術期投薬

術後は抗菌薬の経静脈投与を術当日のみ行っている．基本的に常用薬の休薬や術後抗凝固療法などは行っていない．また，プロスタグランジン E_1 製剤など血管拡張薬の投与も行っていない．

4．我々がリンパ浮腫に行っているプロトコル

原則的には初診時外来より複合的理学療法を導入開始し，それによる浮腫の改善が限界に達してから LVA 手術を計画する．術前にはリンパ浮腫療法士により周術期の圧迫療法についての指導を行い，手術までに患者自身にて行えるように練習してもらう．術後当日は強圧バンデージを行わず弾性包帯による軽めのバンデージとし，歩行などは許可している．術翌日に創部の確認を行い，出血などの問題がなければ術前より指示された圧でセルフバンデージを行い運動療法も開始とする．療法士が不在の休日などにも自己にて行える軽運動を指導しておく．通常術後 7 日目に退院となる．退院後の圧迫療法は基本的に弾性ストッキングに移行する．以後外来通院にて継続的に経過観察を行う．

結　果

系統的統合戦略と周術期集中排液を組み合わせた治療効果を従来法と比較し，有意に治療成績の向上が得られている．術後早期からの周術期管理

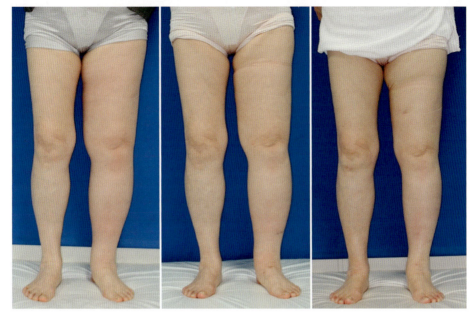

図 5. 症例提示（75 歳，女性．卵巣癌術後左下肢リンパ浮腫）
a：初回 LVA 術前所見．左下肢に赤みを伴った浮腫を認めた．
b：2 回目 LVA 術後所見．左下肢の発赤は改善しているがボリュームの改善に乏しい．
c：3 回目 LVA および周術期集中排液後の状態．2 回目までの LVA 後と比較し浮腫の良好な軽減が認められる．

を行ったことによる，吻合部出血やリンパ漏，創離開などの合併症の増加などは認めていない．さらに，医師らが見守る入院中にセルフバンデージ管理を行うことで，治療効果を自覚できるというフィードバックを得られた．これは，退院後も運動を含めたセルフケアを行っていく意欲向上につながり，患者教育としても有効であると考えられた．

症　例：75 歳，女性．卵巣癌術後左下肢リンパ浮腫（図 5）

術前より反復する蜂窩織炎を生じていた．従来法による周術期管理のもと二度にわたる LVA を行った．退院後も圧迫療法を継続し蜂窩織炎は生じなくなったものの下肢浮腫量の改善不十分であった．3 回目の LVA を行い，術後集中排液治療を行うと，周径改善とともに張りの強かった大腿部の柔軟化を認めた．術後数か月間浮腫の漸減が持続し，その後も維持されている．

考　察

LVA はマイクロサージャリーを行う形成外科医にとっては取り入れやすい手術手技であり，本邦では外科的治療の第一選択になっている．その効果は，低侵襲で速効性が期待できるなどの利点がある一方，患者の個人差などの限界を内包する治療法である．したがって，よりよい成果を挙げるためにはできる限りの工夫を行いたい．そのために重要な鍵となるのは，マイクロサージャリーの吻合法と技術の洗練，どの部位でどのようにバイパスを作成するべきかという見極め，手術効果を最大限に引き出すための術後治療の 3 点にある．その根拠として，リンパ浮腫の病態の理解をさらに深めることが必要である．

病態評価についてはリンパシンチグラフィーや ICGL が浸透してきている．我々は，MRL を行うことで病態の全体像の把握を試みており，非常に有用であると考えている．しかし，いずれのモダリティも完璧なものはなく，複数のモダリティを併用して評価するのがよい．

我々は LVA が完遂した場合，最も吻合部が新鮮でリンパ管と静脈間の圧較差が大きいのは手術直後で，この時を集中排液期と考えた．術翌日か

ら積極的に圧迫下運動療法を行うことで，バイパス流を増加させ，吻合部血栓形成のリスクを低減し，ひいては長期開存にも好影響をもたらすことを期待した．

術後治療の理論的根拠を以下に示す．リンパ浮腫患肢においてはリンパ圧が低下していることを示す文献がある一方，運動時には筋収縮によりリンパ圧が上昇することを示し，それがバンデージにより増強されるとの報告があった[14]．これらはリンパ浮腫の圧迫療法・運動療法などの複合的治療の理論的根拠になり得るが，LVA が奏効するメカニズムにも当てはまる．バイパス効果は，リンパ静脈圧上昇・筋ポンプ作用によるリンパ駆出圧向上と LVA 部リンパ流量の増加により高まることになる．さらに，運動時には静脈圧は低下するため圧較差がさらに増大され[15]，静脈逆流を防ぎつつ歩行運動による静脈圧低下を得るには立位で50 mmHg 以上の圧迫圧が必要との報告[13]も LVA 術後早期の圧迫下運動治療開始の論拠になると考えた．我々はこれらの理論に基づいて治療を行った結果，従来よりも成績向上が見られた．

さらに患者教育としても，自身の治療意欲が高まりセルフケアの持続可能性が向上した．リンパ浮腫の長期的なコントロールのためには患者のコンプライアンスが課題であるが，術後入院中に自身のケアの結果として治療効果を目の当たりにすることで患者の意識が大いに高まった．日々のセルフケアを維持して，いかに自己管理を確立するかが患者には重要である．

従来法から鑑みれば術後安静を保たないことで吻合部は安全なのかという懸念が生まれると思われる．現在まで吻合部の断裂などによる内出血やリンパ漏，創部の離開などの合併症率の増加は認めておらず，間接的にはこの治療は安全であると考える．

今後，実際にバイパス流の定量や開存率の評価行って，さらに安全かつ確実な治療にしてゆきたい．

参考文献

1) Földi, E., Földi, E.：The treatment of lymphedema. Cancer. 83(12 Suppl American)：2833-2834, 1998.

2) Unno, N., et al.：A novel method of measuring human lymphatic pumping using indocyanine green fluorescence lymphography. J Vasc Surg. 52(4)：946-952, 2010.
Summary 下肢リンパ浮腫におけるリンパ駆出圧の低下を示している．

3) Modi, S., et al.：Human lymphatic pumping measured in healthy and lymphoedematous arms by lymphatic congestion lymphoscintigraphy. J Physiol. 583(Pt 1)：271-285, 2007.
Summary 上肢リンパ浮腫におけるリンパ駆出圧の低下を示している．

4) Jeon, J. Y., et al.：Three-dimensional isotropic fast spin-echo MR lymphangiography of T1-weighted and intermediate-weighted pulse sequences in patients with lymphoedema. Clin Radiol. 71(1)：e56-e63, 2016.

5) Lohrmann, C., et al.：Interstitial MR lymphangiography—A diagnostic imaging method for the evaluation of patients with clinically advanced stages of lymphedema. Acta Tropica. 104：8-15, 2007.

6) Liu, N. F., et al.：Anatomic and functional evaluation of the lymphatics and lymph nodes in diagnosis of lymphatic circulation disorders with contrast magnetic resonance lymphangiography. J Vasc Surg. 49：980-987, 2009.

7) Notohamiprodjo, M., et al.：MR lymphangiography at 3.0 T：correlation with lymphoscintigraphy. Radiology. 264：78-87, 2012.

8) Neligan, P. C., et al.：MR lymphangiography in the treatment of lymphedema. J Surg Oncol. 115：18-22, 2016.

9) Masia, J., et al.：Barcelona lymphedema algorithm for surgical treatment in breast cancer-related lymphedema. J Reconstr Microsurg. 32(5)：329-335, 2016.

10) Maegawa, J., et al.：Outcomes of lymphaticovenous side-to-end anastomosis in peripheral lymphedema. J Vasc Surg. 55(3)：753-760, 2012.

11) Mihara, M., et al.：Multisite lymphaticovenular bypass using supermicrosurgery technique for lymphedema management in lower lymphedema

cases. Plast Reconstr Surg. **138**(1):262-272, 2016.

12) Winters, H., et al.：Peri-operative care for patients undergoing lymphaticovenular anastomosis：A systematic review. J Plast Reconstr Aesthet Surg. **70**(2)：178-188, 2017.
Summary　諸家による LVA 術後の周術期管理についてのシステマチックレビューである.

13) Partsch, H.：Compression therapy：clinical and experimental evidence. Ann Vasc Dis. **5**(4)：416-422, 2012.

14) Olszewski, W. L.：Contractility patterns of human leg lymphatics in various stages of obstructive lymphedema. Ann N Y Acad Sci. **1131**：110-118, 2008.
Summary　筋ポンプや圧迫によるリンパ圧の上昇を示した.

15) Atta, H. M.：Review article varicose veins：role of mechanotransduction of venous hypertension. Int J Vasc Med. **2012**：538627, 2012.

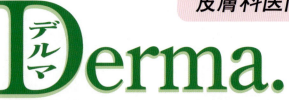

皮膚科医向けオールカラー月刊誌

No. 262

再考！美容皮膚診療
—自然な若返りを望む
患者への治療のコツ—

2017年10月増大号

編集企画：**森脇　真一**（大阪医科大学教授）
定価（本体価格 4,800円＋税）　B5判　142ページ

**患者さんの心を掴む美容皮膚診療のコツを
豊富な症例写真で詳説！！**

種々の美容皮膚科診療を行うにあたってのプランの立て方、ハイドロキノンやトレチノイン、ドクターズコスメの使い方と指導法や、各種治療機器の理論とその使い方まで、各分野のエキスパートが症例写真をふんだんに用いて解説。患者さんから浴びせられるさまざまな要望に応え、よりよい診療を行うためのエッセンスが凝縮された一書です。

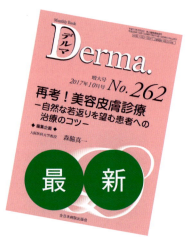

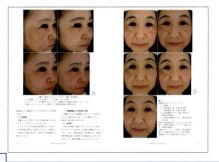

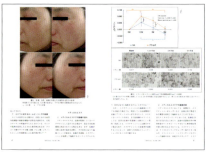

目　次

自己多血小板血漿（PRP）による皮膚再生…楠本　健司
再考！トレチノインとハイドロキノンによる
リジュビネーション……………………吉村浩太郎
新しい導入治療—エレクトロポレーションの
美容皮膚科への応用……………………坪内利江子
アンチエイジングのための光治療………藤本　幸弘ほか
ラジオ波（高周波）、超音波治療器………河野　太郎ほか
赤外線は皮膚老化を軽減する？加速する？
……………………………………………船坂　陽子
再考！肝斑に対するレーザートーニング…山下　理絵ほか

老人性色素斑、顔面に生じる小色素斑の
レーザー治療……………………………秋田　浩孝
リジュビネーションを目的とした
レーザー治療前後のスキンケア指導………根岸　圭
皮膚幹細胞の活性化による
アンチエイジングの新展開……………長谷川靖司ほか
美容皮膚科医に必要な
ZOスキンケアプログラムについての知識
……………………………………………太田　正佳ほか
アロマセラピーと皮膚……………………金田　一真ほか
ホームピーリングとメディカルエステ……上中智香子

（株）全日本病院出版会　http://www.zenniti.com
〒113-0033　東京都文京区本郷3-16-4　　電話(03)5689-5989　　FAX(03)5689-8030

◆特集/実践リンパ浮腫の治療戦略

下肢リンパ浮腫進行例に対する脂肪吸引術

山田　潔[*1]　品岡　玲[*2]　松本久美子[*3]　越宗靖二郎[*4]
本田雅子[*5]　三宅麻紀[*6]　木股敬裕[*7]

Key Words：リンパ浮腫(lymphedema)，外科治療(surgical treatment)，リンパ浮腫の手術(lymphatic surgery)，脂肪吸引(liposuction)

Abstract　リンパ浮腫に対する脂肪吸引術は海外では1980年代から報告されているが，人種や医療保険制度の異なる国内における報告はまだない．当院ではISLステージ2以降でセルフケアが確立しており極端な肥満がない，non-pittingなリンパ浮腫症例を対象として脂肪吸引術を行っている．リンパ浮腫進行例に対する脂肪吸引術は患肢のボリューム減少効果が高く，小切開から行うため整容性に優れた術式であるが，静脈血栓塞栓症や皮下膿瘍などの合併症をきたす可能性もあり，これらに直ちに対応できる体制づくりが必要である．周術期・術後の圧迫療法は非常に重要であり，リンパ療法士と協力して最適な維持圧迫を継続する．海外での報告と異なりタニケットを使用したdry methodは手足の短い日本人にはあまり適さず，また術後の圧迫も弾性ストッキングの重ね履きを推奨しているが高温多湿の日本では工夫が必要である．

はじめに

　リンパ浮腫は，様々な原因によるリンパ流の障害により組織間隙に組織液が貯留することによるむくみのことを指すが，その病態についてはいまだに解明されていない．初期にはタンパク質に富んだ組織液が組織間隙に貯留した状態であり，圧迫療法などの複合的治療(complex decongestive physiotherapy；CDT)に良好な反応を示すが，この状態が慢性的に続くと非可逆的な組織の線維化と脂肪沈着が著明となり，CDTをどんなに継続しても，一定以上はボリュームが減らず，左右差が残ってしまう．その原因は，患側の表皮・真皮の肥厚と，皮下組織の増大による．表皮・真皮の肥厚は，CDTである程度改善が見込まれると報告されている[1)2)]が，有効な手段は現在のところない．

　皮下組織の増大は長期にわたるリンパのうっ滞により脂肪細胞の増加と1つ1つの細胞の肥大によって起こっており[3)]，関節可動域の制限や着衣の制限，あるいは整容的な面から患者のQOLを著しく低下させる結果となる．この過剰に増大した皮下組織に対して，1980年代から脂肪吸引術を適応させている報告があり[4)〜7)]，従来のチャールズ法やトンプソン法など古典的でアグレッシブな減量術と比べて，より低侵襲で整容性の高い治療が可能となった．Brorsonらは上肢リンパ浮腫患者を対象として脂肪吸引術を施行し，28名の術後1年経過時の平均のボリューム減少率は106％と良好であったと報告している[8)]．彼らは，手術の成功のカギは，慢性進行例でボリュームの大きな

[*1] Kiyoshi YAMADA, 〒700-8558　岡山市北区鹿田町2丁目5-1　岡山大学病院形成再建外科，助教
[*2] Akira SINAOKA, 同大学大学院医歯薬学総合研究科人体構成学講座，助教
[*3] Kumiko MATSUMOTO, 同大学病院形成再建外科
[*4] Seijiro KOSHIMUNE, 同
[*5] Masako HONDA, 同大学病院看護部
[*6] Maki MIYAKE, 同
[*7] Yoshihiro KIMATA, 同大学大学院医歯薬学総合研究科形成再建外科学講座，教授

表 1. 当院でのリンパ浮腫に対する脂肪吸引術の適応

- ISL の病期分類　2 期以降で，ADL の低下を認めるもの
- フルバンデージやリンパドレナージなどセルフケアが自立している
- 術後のケアを理解し積極的
- BMI が 30 以下

non-pitting（保存的治療で十分に排液され，押してもへこまない）症例を対象とすることと，術中にタニケットを使用して出血量を抑えること，術後の厳格な controlled compression therapy（CCT）にあるとしているが，北欧の人種や保険制度と異なる日本人に彼らの術式および周術期マネジメントをそのまま流用することは難しく，またこれまでに国内でのまとまった報告はまだない．

本稿では，日本人のリンパ浮腫進行例を対象とした当院で実施している脂肪吸引術について，適応症例の選択や手術手技，周術期の管理や合併症とその対策などについて報告する．なお，当院では上肢リンパ浮腫に対する脂肪吸引術の症例があまりないため，下肢リンパ浮腫に限定して述べる．

患者の選択

当院では脂肪吸引術を実施する基準は，ISL の病期分類 2 期以降で，セルフケアが確立しており，non-pitting となっているリンパ浮腫患者としている．また術式をよく理解して，術後のケアに積極的で，極度な肥満がない患者であることも重要である（表 1）．

リンパ浮腫患者に対する脂肪吸引術は，美容目的で行われるものと異なり，術後に遥かに強い圧迫を長期間にわたり継続する必要がある．圧迫療法の目安としては，日中に圧迫クラス 3 のパンティストッキング単体もしくはクラス 2 パンティストッキングの重ね履きが可能で，夜間はセルフバンデージが可能となっていることである．これができないようであれば，手術は見合わせた方がよい．また，術後に圧迫療法を習得しようとしても，疼痛のため十分なケアができず，良好な結果が得られないというケースもあるため，必ず術前にセルフケアが確立している必要があると考える．

また脂肪吸引術で過剰な脂肪組織を除去した後，だぶついた皮膚が収縮する必要があるが，ISL の 3 期で皮膚の硬化が著明なケースでは皮膚の収縮が見込めず，また脂肪組織も硬化して吸引困難なことがあるため，皮膚・皮下組織の切除術を検討した方がよい．また高齢で皮膚の弛緩が著明であったり，周径差が極端に大きい場合にもやはり皮膚の収縮が十分得られないことがあり，術中に余剰皮膚切除を実施する可能性についても説明しておく．

また創傷治癒に影響を及ぼす基礎疾患の既往がある場合には適正なコントロールを行う．

脂肪吸引術では術中出血を伴うため，術前検査で必ず貧血の有無と凝固機能のチェックを行う．静脈血栓をきたしやすい基礎疾患，例えば慢性関節リウマチや抗リン脂質抗体症候群，プロテイン C 欠損症，アンチトロンビンⅢ欠損症などは除外した方がよい．エストロゲン製剤使用中の場合は肺血栓塞栓症／深部静脈血栓症予防ガイドラインに沿って適正な休薬期間を設ける必要がある．

術式の実際

術者については美容目的で行う脂肪吸引術にある程度熟達しておいた方がよい．

当院では周術期の疼痛管理や合併症への備え，そしてリンパ浮腫の集中ケアのため，入院での治療を行っており，専用のクリニカルパスに沿ってケアを行っている（表 2）．

下肢リンパ浮腫の場合，術前に超音波エコー，CT もしくは MRI にて患側の脂肪組織の状態を確認しておくことが望ましい．深筋膜周囲に線維化が著明な場合は，脂肪吸引が困難で，出血も多くなることが予想される．

立位で患肢の状態を確認する．最終的な目標は下肢の左右対称性を得ることであるが，皮膚の肥厚や，脂肪吸引術後にだぶついた皮膚が収縮する

表 2. リンパ浮腫に対する脂肪吸引クリニカルパス

	治療		安静度
	薬剤	処置	
手術前日		ICG リンパ管造影 超音波エコー	制限なし
手術当日	セファゾリンナトリウム　1 g×2	術直後からフルバンデージ	トイレ歩行のみ
術後 1 日	セファゾリンナトリウム　1 g×2 ヘパリン Ca　5,000 U×2	採血(CBC，D ダイマー，CRP)	フルバンデージのまま歩行可 積極的に足首・膝の屈曲運動を
術後 2 日	↑	ドレッシング交換 採寸 ストッキングの注文 バンデージ巻き直し	↑
術後 3 日	↑	採血(CBC，D ダイマー，CRP)	↑
術後 4 日	↑	シャワー浴 ドレッシング交換 採寸 ストッキング着用もしくはバンデージ巻き直し	↑
術後 5 日	↑	採血(CBC，D ダイマー，CRP)	↑
術後 6 日	セファクロル　750 mg/day(5 日間)	シャワー浴 ドレッシング交換 採寸 ストッキング着用もしくはバンデージ巻き直し	↑
術後 7 日		抜糸	↑

- 合併症がない
- 疼痛がコントロールされている
- リンパ浮腫のセルフケアができる
以上が確認できれば退院可能

ことなどを考えると，脂肪組織の厚みは健側以上に薄くしておく必要がある．しかしながら膝周囲や足関節周囲など下床に骨突出があり脂肪組織が少ないところは完全な対称性を得ることは困難であるばかりか，必要以上に軟部組織を傷めると疼痛や皮膚の血流障害をきたす恐れがある．また腓骨頭後方には総腓骨神経があり，これを損傷すると下腿外側から足背にかけてのしびれや，下垂足をきたすので注意を要する．また大腿内側部は吸引しやすいために過度に吸引して陥凹変形を残さないよう注意する．マジックで吸引範囲のアウトラインを描き，吸引量に応じて等高線を引くと手術の際の目安となる．

脂肪吸引に用いる器械は，当院では機械式の吸引機器(リード脂肪吸引器／吸引管，カキヌママディカル，東京)を使用している．吸引カニューラは，できるだけ出血を少なく，また仕上がりの凹凸不整を避けるために細めのカニューラを使用することが望ましいが，脂肪吸引を行うようなリンパ浮腫患者では脂肪組織あるいは深筋膜周囲の線維化が著明で，ある程度太いカニューラを使用しないと吸引できないことも多い．このため，大腿部は直径 4～5 mm，下腿部は 3～4 mm のものを使用している．

また，術直後より多層包帯法による圧迫療法を開始するため，バンデージに必要な物品は全て手術室に用意しておく．

手術は全身麻酔＋ツメッセント麻酔で行ってい

表 3. ツメッセント麻酔の組成の例

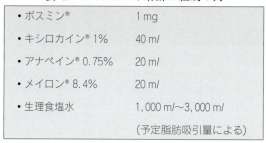

・ボスミン®	1 mg
・キシロカイン® 1%	40 ml
・アナペイン® 0.75%	20 ml
・メイロン® 8.4%	20 ml
・生理食塩水	1,000 ml～3,000 ml
	(予定脂肪吸引量による)

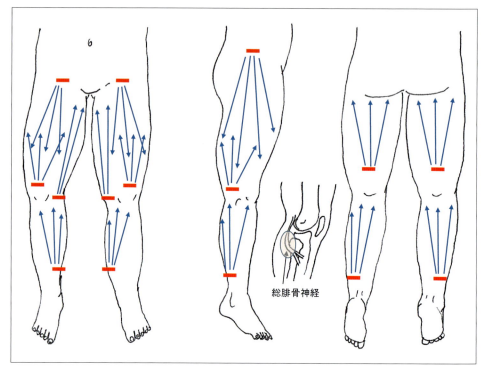

図 1. 皮膚切開
各皮切は 3～4 mm とする．吸引しやすい位置に適宜追加する．
腓骨頭の後方を走る総腓骨神経に注意する．

る．ツメッセントの組成は，アドレナリン(ボスミン®) 1 mg，リドカイン(キシロカイン®)注射液 1% 40 ml，ロピバカイン(アナペイン®) 0.75% 20 ml，炭酸水素ナトリウム(メイロン®) 8.4% 20 ml とし，これに吸引予定量と同等量の生理食塩水 (1,000～3,000 ml) を混合して作成している(表3)．吸引予定量は，術前患肢ボリュームの左右差からおおよその量を決めている．全身麻酔導入後に，このツメッセント液を吸引予定部位にまんべんなく注入してから吸引を行うことで，吸引操作もしやすくなり，術直後の疼痛も緩和される．当院では，Brorson らの dry method と異なり，術中のタニケットは使用していない．対象患者のメインとなる日本人女性においては下肢長が短く，大腿部にタニケットを巻くとかえって吸引操作がしにくくなるためである．またツメッセント液を注入後 10～20 分待ってから吸引を開始することで術中出血量も大幅に減少可能である．

カニューラを挿入するための皮膚切開は，大腿部を吸引する場合は鼠径部中央のやや尾側の浅鼠径リンパ節下と，大転子部のやや頭側，膝関節内側のやや尾側の3点を基本として，脂肪の多いところを吸引しやすい位置に適宜追加し合計6か所程度としている(図1)．各皮膚切開は 3～4 mm と

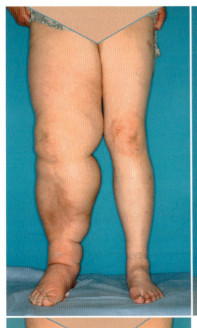
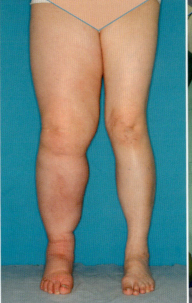
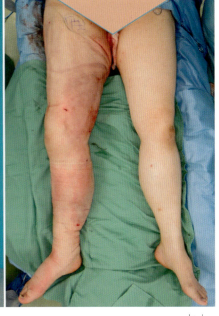
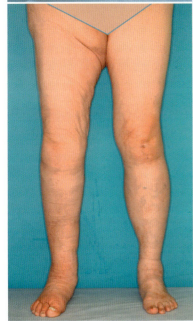

図 2.
症例 1：67 歳．女性．続発性両下肢リンパ浮腫
　a：初診時．全くケアされておらず，過剰なリンパ液貯留と脂肪沈着，皮膚の硬化を認めた．
　b：CDT 終了後．Non-pitting edema となっている．
　c：右大腿・下腿から 3,200 ml の脂肪吸引を行った．
　d：術後 2 年．良好な維持圧迫が出来ている．皮膚も柔らかい．

小さいため，術後に傷あとが問題となることはない．また下腿を吸引する場合は下腿遠位 1/3 あたりで内側と外側を基本として，ここも脂肪吸引部位に合わせて適宜皮膚切開を追加するが，特に気を付けるものは前述の腓骨頭の後方を走る総腓骨神経である．浮腫あるいは脂肪沈着が著明な場合は腓骨頭がわかりにくい場合があるが，触診でよく位置を確認し，腓骨頭後方には皮膚切開を入れないように注意する．

皮膚切開部から吸引カニューラを挿入して脂肪を吸引するが，特に軟部組織が硬い場合は feathering rod であらかじめ組織を砕いておくと，吸引操作がしやすくなる．吸引する層は，臀部～大腿近位部では吸引後の皮膚の下垂やたるみを防ぐため，superficial liposuction を行い，大腿中央～下腿部では deep＋superficial liposuction でしっかりと減量を行う．特にリンパ浮腫進行例では，皮膚自体も肥厚しているため左右差を改善するためには健側以上に皮下脂肪を減らしておくことが重要である．この際，均一で凹凸が少ない仕上が

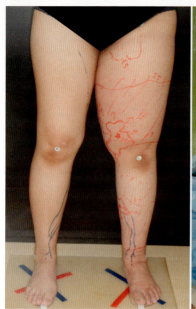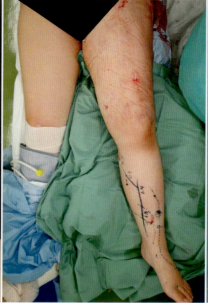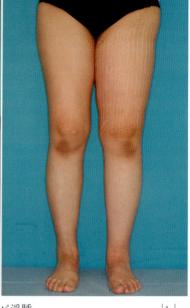

図 3. 症例 2：47 歳，女性．続発性左下肢リンパ浮腫
a：術前．左大腿部を中心に過剰なリンパ液貯留と脂肪沈着を認めた．
b：左大腿部から 1,400 ml の脂肪吸引を行った．
c：術後 1 年 6 か月．良好な維持圧迫ができている．ストッキングを着用すると左右差はなくなる．

りとするため criss cross 法で吸引を行い，また同じ部位ばかり吸引しすぎないよう細かく指でつまんでチェック(pinch 法)したり，皮下に挿入したカニューラを持ち上げて均一な厚みになっているかチェック(skin lift 法)する．患側全体を見ながら，吸引部分と非吸引部分の境界で段差ができていないか細心の注意を払い，適宜修正を行う．また腓骨頭の後方では皮膚を摘み上げて，カニューラがその中を往復するのを確認すると総腓骨神経の損傷を防ぐことができる．ツメッセントを行っていても出血はある程度避けられないが，あまりに出血量が多い場合は一旦吸引を止め，上からエスマルヒで圧迫止血を行う．

目標とする部位の脂肪がまんべんなく吸引できたことを確認し，カニューラ挿入部はドレナージが効くように 5-0 ナイロンで rough に縫合する．

手術終了時には採血を行い，貧血に陥っていないかのチェックを必ず行う．

術直後のドレッシングとバンデージは，術後出血とリンパ瘻の防止のためリンパ浮腫患者における脂肪吸引術では非常に重要である．特に術前の CDT が十分になされていない場合，術後にカニューラ挿入部から大量のリンパ液が漏出することがあり，これに対応したドレッシング方法が必要となる．具体的には，① カニューラ挿入部の創はパッド付きのドレッシングテープを貼付し，② 足先から鼠径部まで，長めの筒状包帯(ストッキネット®)，③ 下巻きワタ包帯を厚めに巻き，④ 弾性包帯 5～6 本にてバンデージを行う．圧迫圧は，足関節部で最低でも 30 mmHg 程度が必要で，中枢に向かって漸減するような勾配圧とする．また，初回のドレッシング交換は第 2 病日であるため，ゆる過ぎずきつ過ぎず 2 日間外すことなく過ごせるようなバンデージの巻き方が理想的である．慣れるまでは，熟練したリンパ療法士の協力を得ることが望ましい．

術後のケア

1．安静度

術後 3～4 日間は，ほとんどの症例で体動時に脂肪吸引部の疼痛を訴えるため，適切な除痛処置を行いつつ，静脈血栓症を予防するために早期離床を促す．脂肪吸引部分に適切な圧迫がかかっていれば，基本的には安静度の制限はない．

2．創処置と圧迫療法

当初は術翌日から毎日ドレッシング交換を行っていたが，その度に疼痛が強いのと，術後浮腫の増強があるため，現在では隔日のドレッシング交換としている．初回の交換は第2病日となるが，バンデージを外した直後に立位を取らせると急激に血圧が低下して気分不良をきたしたり転倒したりすることがあるため注意する．特に術中出血量が多く貧血となった場合に起こり易い．初回のドレッシング交換時には患肢は術後最小限のボリュームとなっているので，周径の測定を行い，圧迫クラス3の平編み弾性パンティストッキングを発注する．患肢を清拭し，保湿剤を外用して新たなバンテージ用具一式を用いてフルバンデージを行う．処置中は疼痛が強いが，バンデージが巻き終わると治まることが多い．処置前にアセトアミノフェン静注などで鎮痛処置を行っておくのもよい．

第4病日に2回目のドレッシング交換を行うが，この時，創部から血液やリンパ液の漏出が少なければ全身シャワー浴を行い，その後圧迫療法を行う．この時の圧迫は，注文した弾性ストッキングが届いていればこれを着用した方がバンデージでの圧迫よりも患肢の形状は良好となる．ただし，術後早期にクラス3の弾性パンティストッキングを着用する際には相当な疼痛を伴うため，ドナーなどの装着補助具を使用することが望ましい．どうしても着用が困難な場合は疼痛が落ち着くまでバンデージを継続するが，弾性パンティストッキングに比べて臀部〜大腿基部のボリュームが後戻りしやすい．同部の圧迫強化が必要な場合はバンデージあるいは弾性パンティストッキングの上に腰部圧迫用ガードルを着用する．

術後の圧迫療法は入浴時以外は常時圧迫とし，日中はクラス3弾性パンティストッキング＋ガードル，夜間はフルバンデージ＋ガードルとし，特に術後6か月はタイトな圧迫を続ける．その時期には脂肪吸引部分の硬さが取れてくるが，健常人に対する脂肪吸引と異なり圧迫を中止すると容易

にボリュームが戻ってしまうので，適宜ストッキングを更新しながら維持圧迫を継続する．

3．静脈血栓症の予防

脂肪吸引術後に起こる重篤な合併症として，静脈血栓症が挙げられる．この予防として第1病日から5日間，ヘパリンカルシウム 5,000 U×2/day の皮下注を行う．また積極的な下肢の運動を奨める．第1, 3, 5病日に採血でDダイマーを測定し，異常値が出れば即座に造影 CT などで精査を行う．

4．抗生剤

脂肪吸引術では小さな傷から広範囲の皮下組織を操作することとなり，たとえば片側の下肢の場合では体表面積で10〜15%に相当する．またベースにはリンパ浮腫という免疫力が低下した状態であるため，術後の感染症には注意を要する．当院では吸引範囲にもよるが通常はセファゾリンナトリウム 1 g×2/day 点滴を5日間投与したのち，セファクロル 750 mg/day を経口で5日間投与している．

5．入院期間

当院ではリンパ浮腫進行例に対する脂肪吸引術は全例入院にて治療を行っている．入院の目的は，① 周術期合併症の早期発見と治療，② 疼痛のコントロール，そして ③ 自宅でのセルフケアの確立である．当院では術前にCDTが完了し，セルフバンデージが可能な症例を手術の適応としているため比較的スムーズに退院できる症例が多いが，平均的には術後7〜9日を要することが多い．

合併症への対応

1．静脈血栓塞栓症

Dダイマーの測定で異常値が出れば造影 CT にて DVT のチェックを行っているが，下腿筋肉内や肺に血栓が見つかることがある．有症状，特に初回歩行時に呼吸困難を訴える場合は緊急対応が必要で，抗凝固治療の開始と必要に応じて呼吸管理を行う．無症状のものに対する抗凝固治療は出血リスクを勘案し，早急に循環器内科と相談して

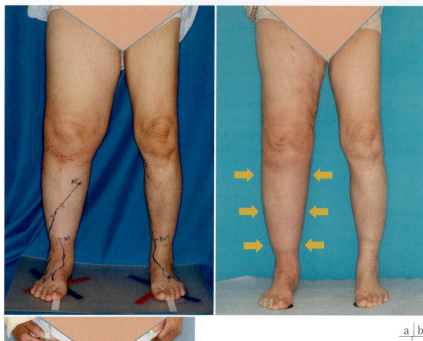
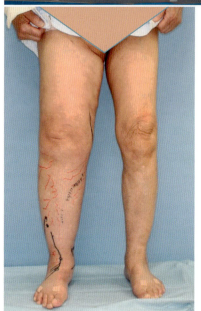

図 4.
症例 3：80 歳，女性．続発性右下肢リンパ浮腫
 a：術前．右大腿部を中心に過剰なリンパ液貯留と脂肪沈着を認めた．大腿部のみから，1,600 ml の脂肪吸引を行った．
 b：術後 6 か月．脂肪吸引していない遠位部分の浮腫の悪化を認めた（矢印）．
 c：術後 12 か月．術前よりも足が浮腫みやすくなったと自覚されている．

適切な治療を行う．

2．皮下リンパ貯留・膿瘍

術後の圧迫治療が不十分である場合に脂肪吸引を行った部位にリンパ液が貯留したり，膿瘍を形成したりすることがある．リンパ貯留の場合はエコーガイド下に穿刺吸引し圧迫療法を行う．膿瘍形成している場合は皮膚を切開しドレナージ，洗浄処置を行う．

考　察

リンパ浮腫進行例に対する脂肪吸引術は 1990 年代より Brorson らによる報告が多数あるが，国内における報告はまだない．我々は 2013 年より ISL stage 2 早期以降の下肢リンパ浮腫患者に対して前述の脂肪吸引術を行っており，治療効果つまり整容性の高い減量術に多くの患者が満足しているが，日本人を対象として手術を行うにあたって Brorson らとは異なる状況が複数見受けられ

た.

1）タニケットを用いた dry method が使えない

日本人の四肢は，北欧人と比較して短く，タニケットを使用すると脂肪吸引するスペースがなくなってしまう．ツメッセント法にて出血のコントロールは可能である.

2）弾性ストッキングの複数重ね履きが困難

彼らの論文では圧迫圧クラス 2〜3 の弾性ストッキングを 2 枚もしくは 3 枚重ね履きし，2〜4 か月ごとに更新しているが，日本は高温多湿なため特に夏場の重ね履きは非常に苦痛である．また弾性ストッキングの療養費の支給は 6 か月毎に 2 枚ずつとなっているため，あまり高頻度に交換することもできない．生地の厚い平編みのストッキングを丁寧に使用するよう指導している.

3）遠位部の浮腫が悪化する症例がある

彼らはリンパシンチグラフィを術前後で撮影し，上肢のリンパ浮腫において CCT と組み合わせた脂肪吸引を行った場合，すでに障害されたリンパ流は手術によってそれ以上悪化することはなかったと述べている[9]．しかしながら自験例では，下肢大腿部の脂肪吸引後に遠位部分の浮腫が悪化する症例を経験した（図 4）．術後圧迫が不十分な症例では顕著になる可能性があり，リンパ管静脈吻合術（LVA）を末梢部において併施するなどの工夫が必要であると思われる.

本術式の利点としては，最小限の傷跡から CDT では取りきれない余剰なボリュームをダイレクトに取り除くことによって得られる減量効果で，患者のみならず第 3 者にもわかり易い点である．歩容の改善や皮膚清潔保持の改善，着衣選択自由度の改善などの ADL 向上のほか，変形の強い症例では，形状が改善することでオーダーメードから既製品の弾性ストッキングが着用できるようになり，圧迫装具のコスト削減も可能である．

一方の課題としては，術後の圧迫が不十分であるとボリュームが戻りやすいことである．特に大腿基部は弾性ストッキングの構造上圧迫圧が弱くなりがちであり，ここの部位はボリュームが減りにくい．また術前の患肢ボリュームが非常に大きい症例では脂肪吸引後にかなりの皮膚の余剰が生じ，たるみやしわが寄ってしまうことがあるため，余剰皮膚の切除も視野に入れておく必要がある．周術期合併症は通常美容目的で行われる脂肪吸引術と比べて高頻度に見られる傾向がある．十分な解析はまだできていないが，原因としては炎症や線維化を伴ったリンパ浮腫の硬い脂肪を吸引するため，健常人の柔らかい脂肪とは異なりより多くの力を必要とし，手術時間は長く出血量も多めになってしまう点にあるかと考えている．リンパ浮腫に対応した脂肪吸引器の開発が今後必要である.

まとめ

当院で行っているリンパ浮腫進行例に対する脂肪吸引術について詳述した．リンパ管静脈吻合術やリンパ節移植術と比べて，直接的な減量術であるため患肢のボリュームの減少効果は高く，また小切開から行うために整容性に優れた術式である.

しかしながらよい結果を出すためには周術期の保存的治療が非常に重要で，リンパ浮腫療法士と共に密な連携を取りながら最適な医療を提供する必要がある.

また美容目的で行われている脂肪吸引術よりも合併症の発生頻度は高く，安全な手術手技の確立と周術期の定期チェックや発生時の対応体制づくりが不可欠と考える.

参考文献

1) Hacard, F., et al.：Measurement of skin thickness and skin elasticity to evaluate the effectiveness of intensive decongestive treatment in patients with lymphoedema：a prospective study. Skin Res Technol. 20(3)：274-281, 2014.
2) Uzkeser, H., et al.：Efficacy of manual lymphatic drainage and intermittent pneumatic compres-

sion pump use in the treatment of lymphedema after mastectomy : a randomized controlled trial. Breast Cancer. **22**(3) : 300-307, 2015.
3) Schneider, M., et al. : Lymph makes you fat. Nat Genet. **37**(10) : 1023-1024, 2005.
4) Coleman, W. P. 3rd. : Noncosmetic applications of liposuction. J Dermatol Surg Oncol. **14**(10) : 1085-1090, 1988.
5) Nava, V. M., Lawrence, W. T. : Liposuction on a lymphedematous arm. Ann Plast Surg. **21**(4) : 366-368, 1988.
6) Sando, W. C., Nahai, F. : Suction lipectomy in the management of limb lymphedema. Clin Plast Surg. **16**(2) : 369-373, 1989.
7) O'Brien, B. M., et al. : Liposuction in the treatment of lymphoedema ; a preliminary report. Br J Plast Surg. **42**(5) : 530-533, 1989.
8) Brorson, H., Svensson, H. : Complete reduction of lymphoedema of the arm by liposuction after breast cancer. Scand J Plast Reconstr Surg Hand Surg. **31**(2) : 137-143, 1997.
9) Brorson, H., et al. : Liposuction reduces arm lymphedema without significantly altering the already impaired lymph transport. Lymphology. **31**(4) : 156-172, 1998.

PEPARS 大好評バックナンバー

形成外科領域雑誌 ペパーズ

各号定価3,000円+税

手・上肢の組織損傷・欠損治療マニュアル　No. 114 (2016年6月号)

編集／東京医科大学形成外科教授　松村　一

手外科に関わる各医家、必読の1冊!!

目次　外傷・熱傷による組織損傷・欠損の治療：上肢における再接着術／指尖部欠損に対する治療／上肢デグロービング損傷の治療／手背・手掌熱傷に対する治療／手・上肢の瘢痕拘縮に対する治療
腫瘍切除後の再建：指・手部の腫瘍切除後の再建／前腕・肘部・上肢の切除後の再建／手・上肢への皮弁採取後の再建／麻痺手や神経再建／上肢リンパ浮腫に対する治療

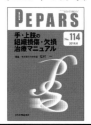

No. 107 (2015年11月号)　切断指再接着術マニュアル

編集／川崎医科大学手外科・再建整形外科学教授　長谷川健二郎

"再接着"に焦点を当てた大充実の1冊です!

目次　指尖部(zone Ⅰ・Ⅱ)血管吻合術：Untied Stay Suture 法による指尖部再接着術／指(zone Ⅲ・Ⅳ)血管吻合術／指尖部(zone Ⅰ・Ⅱ)再接着術／玉井分類 zone Ⅲ・Ⅳ切断指に対する再接着術／切断指再接着、再建における静脈皮弁の役割／腓骨動脈穿通枝皮弁を用いた手指および足趾軟部組織再建／内側足底動脈穿通枝皮弁による指掌再建／Wrap around flap・爪移植／血管柄付き遊離関節移植術

手足の先天異常はこう治療する　No. 103 (2015年7月号)

編集／埼玉成恵会病院・埼玉手外科研究所所長　福本　恵三

手足の先天異常のエキスパートが教える治療戦略と治療のコツ!

No. 97 (2015年1月号)　陰圧閉鎖療法の理論と実際

編集／久留米大学形成外科顎顔面外科教授　清川　兼輔

目次
<Ⅰ. 総論>　創面に対する陰圧の効果(理論)と至適陰圧／局所陰圧閉鎖療法におけるフィラーの種類と適応／陰圧をかけるシステムの比較(V. A. C.®、RENASYS®、PICO®、SNaP®)／陰圧をかけにくい部位に対する工夫と理論
<Ⅱ. 各論>　上肢に対する陰圧閉鎖療法—植皮の固定としての陰圧閉鎖療法—／下肢における NPWT／腹部領域における陰圧閉鎖療法／縦隔炎・胸骨骨髄炎における陰圧閉鎖療法の実際／当科における慢性膿胸に対する治療戦略／背部・臀部における陰圧閉鎖療法

外科系におけるPC活用術　No. 108 (2015年12月号)

編集／日本医科大学千葉北総病院形成外科教授　秋元　正宇

"今の仕事をちょっと楽にする"Tipsが満載の1冊です!

目次　Photoshop®によるイラストレーション入門／Keynote によるメディカルイラストレーション—見せる論文から、魅せる論文へ—／手術記録とPC利用／簡易で効率的な手術記録の電子化：ペンタブレットの有用性／バイオメカ的解析技術を応用したケロイド・肥厚性瘢痕の治療／有限要素法によるシミュレーション入門／3次元スキャナの臨床応用／画像データの3次元化ツール『OsiriX』を使いこなす／一般向け3次元プリンターの応用／手外科、マイクロサージャリー領域における3Dプリンタの利用／FileMakerの活用PDFの活用／形成外科医のためのエクセルの使い方／装着型デバイスの応用～近未来の手術支援／医用統計ソフトのいろいろとその正しい使い方／PCの情報セキュリティ：情報事故を起こさないために～PCとわたしの10の約束

㈱全日本病院出版会

〒113-0033　東京都文京区本郷 3-16-4
TEL：03-5689-5989　FAX：03-5689-8030
http://www.zenniti.com

FAX による注文・住所変更届け

改定：2015 年 1 月

毎度ご購読いただきましてありがとうございます．

読者の皆様方に小社の本をより確実にお届けさせていただくために，FAX でのご注文・住所変更届けを受けつけております．この機会に是非ご利用ください．

◇ご利用方法

FAX 専用注文書・住所変更届けは，そのまま切り離して FAX 用紙としてご利用ください．また，注文の場合手続き終了後，ご購入商品と郵便振替用紙を同封してお送りいたします．**代金が 5,000 円をこえる場合，代金引換便とさせて頂きます．**その他，申し込み・変更届けの方法は電話，郵便はがきも同様です．

◇代金引換について

本の代金が 5,000 円をこえる場合，代金引換とさせて頂きます．配達員が商品をお届けした際に，現金またはクレジットカード・デビットカードにて代金を配達員にお支払い下さい(本の代金＋消費税＋送料)．(※年間定期購読と同時に 5,000 円をこえるご注文を頂いた場合は代金引換とはなりません．郵便振替用紙を同封して発送いたします．代金後払いという形になります．送料は定期購読を含むご注文の場合は頂きません)

◇年間定期購読のお申し込みについて

年間定期購読は，1 年分を前金で頂いておりますため，代金引換とはなりません．郵便振替用紙を本と同封または別送いたします．送料無料，また何月号からでもお申込み頂けます．

毎年末，次年度定期購読のご案内をお送りいたしますので，定期購読更新のお手間が非常に少なく済みます．

◇住所変更届けについて

年間購読をお申し込みされております方は，その期間中お届け先が変更します際，必ずご連絡下さいますようよろしくお願い致します．

◇取消，変更について

取消，変更につきましては，お早めに FAX，お電話でお知らせ下さい．

返品は，原則として受けつけておりませんが，返品の場合の郵送料はお客様負担とさせていただきます．その際は必ず小社へご連絡ください．

◇ご送本について

ご送本につきましては，ご注文がありましてから約 1 週間前後とみていただきたいと思います．お急ぎの方は，ご注文の際にその旨をご記入ください．至急送らせていただきます．2〜3 日でお手元に届くように手配いたします．

◇個人情報の利用目的

お客様から収集させていただいた個人情報，ご注文情報は本サービスを提供する目的(本の発送，ご注文内容の確認，問い合わせに対しての回答等)以外には利用することはございません．

その他，ご不明な点は小社までご連絡ください．

株式会社 全日本病院出版会

〒113-0033 東京都文京区本郷 3-16-4-7 F
電話 03(5689)5989　FAX03(5689)8030　郵便振替口座 00160-9-58753

FAX 専用注文書 形成・皮膚 1710

年　月　日

○印	PEPARS	定価(税込)	冊数
	2018年1月～12月定期購読(No.133～144；年間12冊)(送料弊社負担)	41,256 円	
	2017年　月～12月定期購読(～No.132)(送料弊社負担)		
	PEPARS No.123 実践！よくわかる縫合の基本講座 増大号	5,616 円	
	PEPARS No.111 形成外科領域におけるレーザー・光・高周波治療 増大号	5,400 円	
	バックナンバー(号数と冊数をご記入ください) No.		

○印	Monthly Book Derma.	定価(税込)	冊数
	2018年1月～12月定期購読(No.265～277；年間13冊)(送料弊社負担)	40,932 円	
	2017年　月～12月定期購読(～No.264)(送料弊社負担)		
	MB Derma. No.262 再考！美容皮膚診療 増大号 新刊	5,184 円	
	MB Derma. No.255 皮膚科治療薬処方ガイド―年齢・病態に応じた薬の使い方― 増刊号	6,048 円	
	バックナンバー(号数と冊数をご記入ください) No.		

○印	瘢痕・ケロイド治療ジャーナル
	バックナンバー(号数と冊数をご記入ください) No.

○印	書籍	定価(税込)	冊数
	Non-Surgical 美容医療超実践講座 新刊	15,120 円	
	ここからスタート！睡眠医療を知る―睡眠認定医の考え方―	4,860 円	
	Mobile Bearing の実際―40年目を迎える LCS を通して―	4,860 円	
	髄内釘による骨接合術―全テクニック公開，初心者からエキスパートまで―	10,800 円	
	カラーアトラス 爪の診療実践ガイド	7,776 円	
	そこが知りたい 達人が伝授する日常皮膚診療の極意と裏ワザ	12,960 円	
	創傷治癒コンセンサスドキュメント―手術手技から周術期管理まで―	4,320 円	
	複合性局所疼痛症候群(CRPS)をもっと知ろう	4,860 円	
	カラーアトラス 乳房外 Paget 病―その素顔―	9,720 円	
	スキルアップ！ニキビ治療実践マニュアル	5,616 円	

○	書名	定価	冊数	○	書名	定価	冊数
	実践アトラス 美容外科注入治療	8,100 円			超アトラス眼瞼手術	10,584 円	
	見落とさない！見間違えない！この皮膚病変	6,480 円			イチからはじめる 美容医療機器の理論と実践	6,480 円	
	図説 実践手の外科治療	8,640 円			アトラスきずのきれいな治し方 改訂第二版	5,400 円	
	使える皮弁術　上巻	12,960 円			使える皮弁術　下巻	12,960 円	
	匠に学ぶ皮膚科外用療法	7,020 円			腋臭症・多汗症治療実践マニュアル	5,832 円	
	多血小板血漿(PRP)療法入門	4,860 円			目で見る口唇裂手術	4,860 円	

お名前	フリガナ	（印）	診療科
ご送付先	〒　　　－ □自宅　　□お勤め先		
電話番号			□自宅 □お勤め先

バックナンバー・書籍合計
5,000円以上のご注文
は代金引換発送になります

―お問い合わせ先―
㈱全日本病院出版会営業部
電話 03(5689)5989

FAX 03(5689)8030

FAX 03-5689-8030

全日本病院出版会行

年　月　日

住 所 変 更 届 け

お 名 前	フリガナ	
お客様番号		毎回お送りしています封筒のお名前の右上に印字されております8ケタの番号をご記入下さい。
新お届け先	〒　　　　都道 　　　　府県	
新電話番号	（　　　　）	
変更日付	年　　月　　日より	月号より
旧お届け先	〒	

※ 年間購読を注文されております雑誌・書籍名に✓を付けて下さい。

☐ Monthly Book Orthopaedics （月刊誌）

☐ Monthly Book Derma. （月刊誌）

☐ 整形外科最小侵襲手術ジャーナル （季刊誌）

☐ Monthly Book Medical Rehabilitation （月刊誌）

☐ Monthly Book ENTONI （月刊誌）

☐ PEPARS （月刊誌）

☐ Monthly Book OCULISTA （月刊誌）

FAX 03-5689-8030

全日本病院出版会行

好評書籍

複合性局所疼痛症候群（CRPS）をもっと知ろう
―病態・診断・治療から後遺障害診断まで―

編集　堀内行雄（川崎市病院事業管理者）

日常診療で鑑別に頭を悩ませたことはありませんか？

治療に難渋する「痛み」を伴うCRPSの"今"をわかりやすくまとめました．診断や治療にとどまらず、後遺障害診断や類似疾患まで網羅！早期診断・早期治療のための必読書です！！

オールカラー　B5判　130頁　定価（本体価格　4,500円＋税）

\<目次\>
I. 病　態
　CRPS：疾患概念の変遷と最新の研究動向
II. 診　断
　CRPS診断の実際―判定指標と診療方針の概論―
　CRPSの画像診断―BMD計測およびMRSによる診断―
III. 治　療
　早期CRPSの考え方とその対策―超早期ステロイド療法の実際を含めて―
　CRPS様症状を訴える患者への精神科的アプローチ―鑑別診断も含めて―
　CRPSの薬物療法―病状，病期による薬物の選択―
　CRPSに対する漢方治療の実際
　CRPSのペインクリニックにおける治療―早期治療と慢性疼痛対策―
　温冷交代浴の理論と実際
　CRPSに対するリハビリテーションの実際
　CRPS type IIの手術療法
　CRPSに対する手術治療―病態別治療と生体内再生治療―
IV. 後遺障害
　CRPSの後遺障害診断―留意点とアドバイス―
V. 関連・類似疾患
　採血による末梢神経損傷とCRPS
　ジストニアの診断と治療
　線維筋痛症（機能性疼痛・中枢機能障害性疼痛）の診断と治療，診断書記載

全日本病院出版会　〒113-0033　東京都文京区本郷 3-16-4　Tel:03-5689-5989
http://www.zenniti.com　　Fax:03-5689-8030

PEPARS

2007 年
No. 14 縫合の基本手技 増大号
編集/山本有平

2011 年
No. 51 眼瞼の退行性疾患に対する眼形成外科手術 増大号
編集/村上正洋・矢部比呂夫

2012 年
No. 61 救急で扱う顔面外傷治療マニュアル
編集/久徳茂雄
No. 62 外来で役立つ にきび治療マニュアル
編集/山下理絵
No. 71 血管腫・血管奇形治療マニュアル
編集/佐々木 了

2013 年
No. 75 ここが知りたい！顔面の Rejuvenation
―患者さんからの希望を中心に― 増大号
編集/新橋 武
No. 76 Oncoplastic Skin Surgery
―私ならこう治す！
編集/山本有平
No. 77 脂肪注入術と合併症
編集/市田正成
No. 78 神経修復法―基本知識と実践手技―
編集/柏 克彦
No. 79 褥瘡の治療 実践マニュアル
編集/梶川明義
No. 80 マイクロサージャリーにおける合併症と
その対策
編集/関堂 充
No. 81 フィラーの正しい使い方と合併症への対応
編集/征矢野進一
No. 82 創傷治療マニュアル
編集/松崎恭一
No. 83 形成外科における手術スケジュール
―エキスパートの周術期管理―
編集/中川雅裕
No. 84 乳房再建術 update
編集/酒井成身

2014 年
No. 85 糖尿病性足潰瘍の局所治療の実践
編集/寺師浩人
No. 86 爪―おさえておきたい治療のコツ―
編集/黒川正人
No. 87 眼瞼の美容外科 手術手技アトラス 増大号
編集/野平久仁彦

No. 88 コツがわかる！形成外科の基本手技
―後期臨床研修医・外科系医師のために―
編集/上田晃一
No. 89 口唇裂初回手術
―最近の術式とその中期的結果―
編集/杠 俊介
No. 90 顔面の軟部組織損傷治療のコツ
編集/江口智明
No. 91 イチから始める手外科基本手技
編集/高見昌司
No. 92 顔面神経麻痺の治療 update
編集/田中一郎
No. 93 皮弁による難治性潰瘍の治療
編集/亀井 譲
No. 94 露出部深達性熱傷・後遺症の手術適応と
治療法
編集/横尾和久
No. 95 有茎穿通枝皮弁による四肢の再建
編集/光嶋 勲
No. 96 口蓋裂の初回手術マニュアル
―コツと工夫―
編集/土佐泰祥

2015 年
No. 97 陰圧閉鎖療法の理論と実際
編集/清川兼輔
No. 98 臨床に役立つ 毛髪治療 update
編集/武田 啓
No. 99 美容外科・抗加齢医療
―基本から最先端まで― 増大号
編集/百束比古
No. 100 皮膚外科のための皮膚軟部腫瘍診断の
基礎 臨時増大号
編集/林 礼人
No. 101 大腿部から採取できる皮弁による再建
編集/大西 清
No. 102 小児の頭頚部メラニン系あざ治療のス
トラテジー
編集/渡邊彰二
No. 103 手足の先天異常はこう治療する
編集/福本恵三
No. 104 これを読めばすべてがわかる！骨移植
編集/上田晃一
No. 105 鼻の美容外科
編集/菅原康志
No. 106 thin flap の整容的再建
編集/村上隆一
No. 107 切断指再接着術マニュアル
編集/長谷川健二郎

バックナンバー一覧

No. 108 外科系における PC 活用術
編集／秋元正宇

2016 年

No. 109 他科に学ぶ形成外科に必要な知識
―頭部・顔面編―
編集／吉本信也

No. 110 シミ・肝斑治療マニュアル
編集／山下理絵

No. 111 形成外科領域におけるレーザー・光・
高周波治療 増大号
編集／河野太郎

No. 112 顔面骨骨折の治療戦略
編集／久徳茂雄

No. 113 イチから学ぶ！頭頸部再建の基本
編集／橋川和信

No. 114 手・上肢の組織損傷・欠損 治療マニュアル
編集／松村 一

No. 115 ティッシュ・エキスパンダー法 私の工夫
編集／梶川明義

No. 116 ボツリヌストキシンによる美容治療 実
践講座
編集／新橋 武

No. 117 ケロイド・肥厚性瘢痕の治療
―我が施設(私)のこだわり―
編集／林 利彦

No. 118 再建外科で初心者がマスターすべき 10
皮弁
編集／関堂 充

No. 119 慢性皮膚潰瘍の治療
編集／館 正弘

No. 120 イチから見直す植皮術
編集／安田 浩

2017 年

No. 121 他科に学ぶ形成外科に必要な知識
―四肢・軟部組織編―
編集／佐野和史

No. 122 診断に差がつく皮膚腫瘍アトラス
編集／清澤智晴

No. 123 実践！よくわかる縫合の基本講座 増大号
編集／菅又 章

No. 124 フェイスリフト 手術手技アトラス
編集／倉片 優

No. 125 ブレスト・サージャリー 実践マニュアル
編集／岩平佳子

No. 126 Advanced Wound Care の最前線
編集／市岡 滋

No. 127 How to 局所麻酔＆伝達麻酔
編集／岡崎 睦

No. 128 Step up!マイクロサージャリー
―血管・リンパ管吻合，神経縫合応用編―
編集／稲川喜一

No. 129 感染症をもっと知ろう！
―外科系医師のために―
編集／小川 令

各号定価 3,000 円＋税．ただし，増大号のため No. 14,
37, 51, 75, 87, 99, 100, 111 は定価 5,000 円＋税．No. 123
は 5,200 円＋税．
在庫僅少品もございます．品切の場合はご容赦ください．

(2017 年 10 月現在)

本頁に掲載されていないバックナンバーにつきまし
ては，弊社ホームページ(http://www.zenniti.com)
をご覧下さい．

click

| 全日本病院出版会 | 検 索 |

全日本病院出版会 公式 twitter 始めました！

弊社の書籍・雑誌の新刊情報，または好評書のご案内
を中心に，タイムリーな情報を発信いたします．
全日本病院出版会公式アカウント (@zenniti_info) を
是非ご覧下さい‼

2018 年 年間購読 受付中！
年間購読料　41,256 円(消費税込)(送料弊社負担)
(通常号 11 冊，増大号 1 冊：合計 12 冊)

次号予告	掲載広告一覧

羊土社　　　　　　　　　　　　　　　　17

成長に寄り添う私の唇裂手術

No.131 （2017 年 11 月号）

編集／昭和大学教授　　　　　　　　大久保文雄

二次修正に配慮した片側口唇裂
　初回形成術……………………………時岡　一幸
口唇裂初回形成術…………………小山　明彦
口唇裂初回形成術
　—両側唇裂を中心に—……………小林　眞司
長期経過を考慮した片側唇裂
　初回手術…………………………玉田　一敬
就学前の口唇外鼻手術…………杠　　俊介
就学期の口唇鼻形成術…………今村　禎伸ほか
思春期以降の口唇裂手術
　—鼻形成を中心に口唇の改善から顔貌の改善へ—
　…………………………………角谷　徳芳
口唇裂の最終修正術……………瀬﨑晃一郎ほか
口唇鼻形成術：最終修正…………花井　　潮ほか
「唇裂顔」を改善する外科的顎矯正
　手術—Le Fort I と AMDO—………今井　啓道

編集顧問：栗原邦弘　中島龍夫 　　　　　百束比古　光嶋　勲 編集主幹：上田晃一　大阪医科大学教授 　　　　　大慈弥裕之　福岡大学教授	No. 130　編集企画： 　　古川洋志　北海道大学准教授

PEPARS No. 130

2017 年 10 月 10 日発行（毎月 1 回 10 日発行）

定価は表紙に表示してあります．

Printed in Japan

ⓒ ZEN・NIHONBYOIN・SHUPPANKAI, 2017

発行者　　末 定 広 光
発行所　　株式会社　全日本病院出版会
〒 113-0033 東京都文京区本郷 3 丁目 16 番 4 号
　　　電話（03）5689-5989　Fax（03）5689-8030
　　　郵便振替口座 00160-9-58753

印刷・製本　三報社印刷株式会社　　　電話（03）3637-0005
広告取扱店　㈱日本医学広告社　　　　電話（03）5226-2791

- ・本誌に掲載する著作物の複製権・翻訳権・上映権・譲渡権・公衆送信権（送信可能化権を含む）は株式会社全日本病院出版会が保有します．
- ・ JCOPY ＜（社）出版者著作権管理機構　委託出版物＞
本誌の無断複写は著作権法上での例外を除き禁じられています．複写される場合は，そのつど事前に，（社）出版者著作権管理機構（電話 03-3513-6969，FAX 03-3513-6979，e-mail: info@jcopy.or.jp）の許諾を得てください．
- ・本誌をスキャン，デジタルデータ化することは複製に当たり，著作権法上の例外を除き違法です．代行業者等の第三者に依頼して同行為をすることも認められておりません．